「懐かしい!」が脳を若返らせる

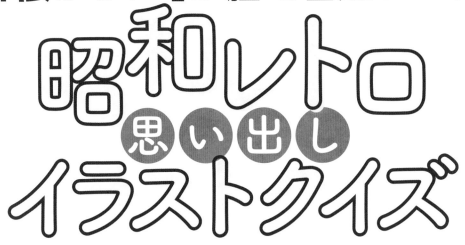

昭和レトロ思い出し イラストクイズ

監修：**太城敬良**

元大阪市立大学大学院文学研究科教授
（知覚・認知心理学、実験心理学専攻）

宝島社

昭和の出来事、暮らしを思い出しながら楽しく脳を若返らせる！

イラストを使ったクイズと間違い探しが脳を刺激

脳は年齢とともに衰える、ということが長い間言われ続けてきましたが、最近では脳細胞は適度な刺激を与えることで活性化し続けるという考え方が定説になってきています。

「年をとると物忘れがひどくなる」とよく言いますが、これは記憶できないのではなく、若い頃より覚えこむのに時間がかかるということと、覚えているはずのことがらを再生できない（思い出せない）ということなのです。

毎日同じことをするのではなく、脳に意識的に日常とは違う体験をさせることで脳細胞に刺激を与え、鍛えましょう。

本書は様々なクイズと間違い探しを解くことで、脳に心地良い刺激を与え、脳を活性化させることが目的です。

人の脳の働きの基本は、おなじみの右脳（画像・感性処理）と左脳（言語・論理処理）、そして脳梁による左右の情報交換の働きです。

本書のイラストを使ったクイズと間違い探しは人間の視知覚（見たものの形を認識・模写したり、空間を把握したりする能力）と記憶力を刺激して脳を働かせます。

「物忘れ」などの記憶力の低下、認知機能の低下を防ぎ、またこれらの機能を高めていくことが目的です。

昭和レトロな思い出が脳を活性化

本書は戦後の昭和20年代から昭和末期までの40年ほどの間の暮らしの中で、多くの人の思い出に残る出来事や情景、

懐かしいものなどをイラスト化したものです。

この時代は電気製品などで著しく生活様式が変化した時代でした。

昭和レトロをテーマにしているため、おそらく多くの読者が問題に関連した出来事・事件・人名などを思い出すことでしょう。

そうした思い出を頭に浮かべるのも脳を活性化するのに効果的なのです。

懐かしい出来事や当時の思い出を脳の引き出しから出してあげてください。答えがわからなくてもいいのです。思い出そうという「挑戦」が脳を刺激するのです。

いずれの問題も心（脳）の集中が必要です。さらに、問題を継続して解いていくことで集中力や注意力、判断力の能力を鍛えます。また人の脳の働きの基本は、五感の刺激（入力情報）に対して反応することです。

問題に答えながら、あの頃の記憶をたどってみてください。そこに自分がいた情景、見ていた情景などを思い浮かべてください。過去の記憶をたどることも、脳の活性化に効果があります。

間違い探しでは1問ごとに「目標時間内に見つけた間違いの数」などの欄に書き込みができるようになっています。

間違いをすべて見つけることを目標にしてください。また目標時間内にすべて見つからない場合はそのまま探し続けてください。それですべて見つけられた場合はその時間を、またあきらめた時点での時間（実測時間）と見つけられた個数を記入するようにしてください。

あなたの脳の活性化を判断する目安になると思います。

（※目標時間は複数のモニターの平均値をとったものです）

懐かしい昭和の暮らしに思いをはせながら、クイズや間違い探しを楽しんでください。楽しみながら問題を解いて、物忘れを防ぎましょう。

[監修]

太城敬良（たしろ・たから）

元大阪市立大学大学院文学研究科教授（知覚・認知心理学、実験心理学専攻）

1941年東京生まれ。大阪市立大学文学部卒。同大学大学院・心理学専攻修士課程修了。同大学大学院・文学研究科教授（知覚・認知心理学、実験心理学専攻）を、2005年3月退任。関西大学などで非常勤講師を務める。認知心理学の立場などから「変換視野への順応」「感覚間統合及び感覚間相互作用」「電波皮膚刺激の知覚特性」などを実験、研究。日本心理学会、日本基礎心理学会、関西心理学会元会員。
主な著書に『逆さメガネの心理学』（河出書房新社刊）。監修に『右脳力がグングンUPするマジカル・アイ』をはじめとする「脳を鍛えるマジカル・アイ」シリーズ、「昭和レトロな間違い探し」シリーズなど（ともに宝島社刊）。

▼

記憶力を鍛えて、
脳を若返らせましょう!

　加齢にともなって衰えていくとされるものの代表格が記憶力です。いわゆる「物忘れ」が多くなってきます。

　記憶は、「短期記憶」と「長期記憶」の2つに分けられます。間違い探しなどのパズルは、短期記憶の中でも「ワーキングメモリ(作業記憶)」を鍛えられます。

　ワーキングメモリは、人が何かの作業(ワーキング)に取り組む際に役立つ情報を一時的に保持(メモリ)しておく、いわば脳のメモ帳です。脳は保持した情報(記憶)を加工したり、別の情報と照らし合わせたりするなどで作業効率を高めます。

　記憶力・ど忘れ・物忘れなどに大きく関わるのがワーキングメモリで、年とともに衰えやすいものです。

　しかし、トレーニングで比較的容易に向上することも知られています。

　イラストクイズや間違い探しはワーキングメモリのトレーニングとして適しています。

　また、思い出などは長期記憶の「陳述的記憶」にあたります。陳述的記憶は、記憶している内容を言葉で言い表すことができるもののことです。

　本書の間違い探しのテーマである「懐かしい出来事」や、それに関連して「あの頃あんなこともあった」などと思い出す行為が長期記憶のトレーニングになります。

　加齢によって脳は衰えていくのではなく、いくつになっても脳の力は伸びると考えてください。

　また、楽しんで頭を使うことでドーパミンの分泌が増し、脳の力が伸びやすくなります。普段使わない脳の使い方を楽しんで、脳を鍛えていってください。

篠原菊紀（しのはら・きくのり）

公立諏訪東京理科大　医療介護・健康工学部門長。専門は脳神経科学、応用健康科学。日常的な行動を調査・分析し社会に活かす試みを続けている。主な著書に『NHKカルチャーラジオ　科学と人間　中高年のための脳トレーニング』(NHK出版)、『脳は、あなたにウソをつく』(KAWADE夢新書)『子どもが勉強好きになる子育て』(フォレスト2545新書)などがある。

本書のイラストクイズ

◯ 昭和が蘇るイラストクイズ

イラストに描かれた昭和の出来事、情景、暮らしを思い出してクイズに答えてください。

（問題例）

Q1 Aのようなサイズのレコードは何
と呼ばれる？ ☐☐☐☐☐レコード

Q2 Bのようなステレオを総称して何
と呼ぶ？ ☐☐☐☐☐

（答え）

A1 LP

A2 セパレート（型）ステレオ

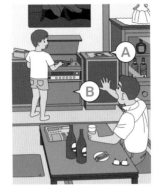

◯ 懐かしいあれこれ

昭和ならではのあれこれやものを描いています。名前などを答えてください。

（問題例）

Q この乗り物の名前は何と呼ばれる？

（答え）

A ボンネットバス

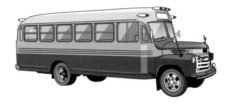

◯ ありえないもの探し

昭和のある年・ある年代のヒトコマを描いたイラストから当時にはありえなかったものを
当ててください。

（問題例）

Q 昭和30年代のお茶の間です。
当時にはありえないものが描かれ
ています。何でしょう？

（答え）

A 家具調テレビ　家具調テレビ
は昭和40年の松下電器産業製の
「嵯峨」の発売によって40年代に
ブームになりました。30年代には
なかったものです。

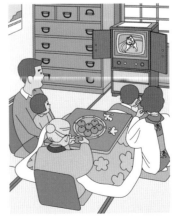
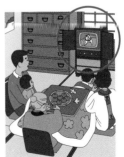

○ 間違い探しのルール

2つのイラストを見比べて、上段のイラストと下段のイラストが違っているところを探してください。この問題の違いは8個あります。 ※印刷上の汚れやカスレは違いに含みません。

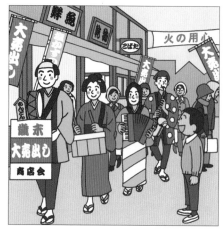

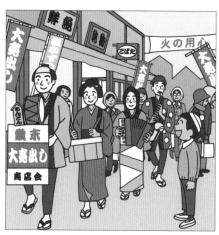

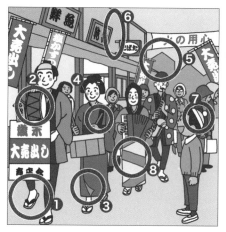

答え

©Two Three

よくある間違いの例

❶
❷ ── 手足やものの長さ・大きさ・角度が違う。

❸
❹
❺ ── 人やものの位置や向き、形が違う。

❻
❼ ── あるものがない。ないものがある。または違うものに置き換わっている。

❽ ── 服などの模様が違う。縞の数が違う（間違いとしては1個と数えます）。

その他 ── 口の形など表情が違う、など。

目次

昭和の思い出 01

かまどでご飯

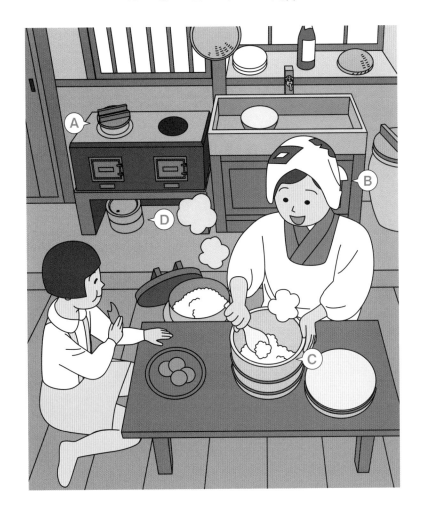

昭和が蘇るイラストクイズ

Q1 A のような釜は何と呼ばれる？

Q2 B のような手ぬぐいのかぶり方を何と呼ぶ？

Q3 温かいご飯を入れる C は何？

Q4 D は何？

※人名の問題は苗字だけでも合っていれば正解とします。

7

凧凧あがれ

<small>たこたこ</small>

昭和が蘇るイラストクイズ

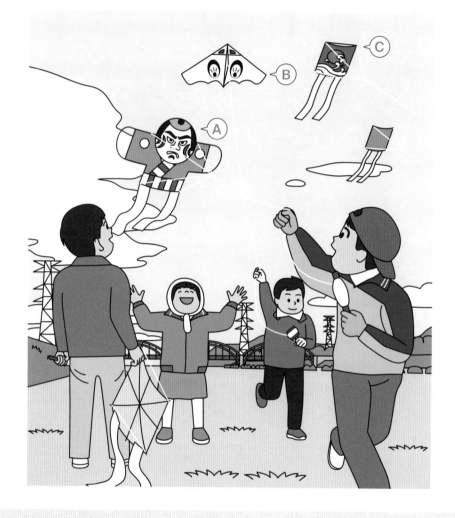

Q1 A の和凧は何と呼ばれる？

Q2 B の洋凧の商品名は？

Q3 C の和凧は何と呼ばれる？

Q4 童謡の「凧の歌」で「凧凧あがれ　風よく受けて」に続く歌詞は「□まであがれ　△まであがれ」の□と△に入る語は何？

□＝　　　　　　　　　　　△＝

土管広場

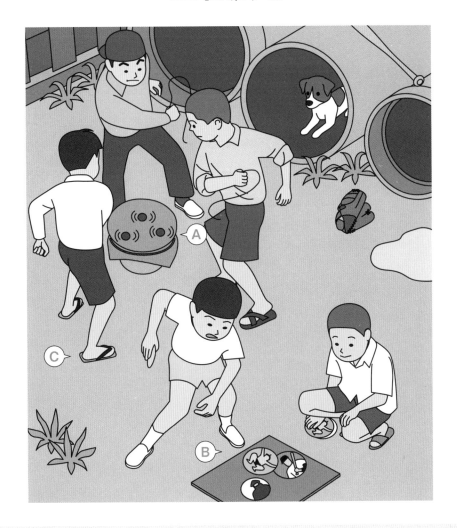

Q① A の遊びの名前は？

Q② B の遊びの名前は？

Q③ 鼻緒は布、踵に金属（尻鉄）が付いた C の履き物の名前は？

Q④ 2塁ベースを省略した野球遊びのことを何と呼ぶ？

冷蔵庫

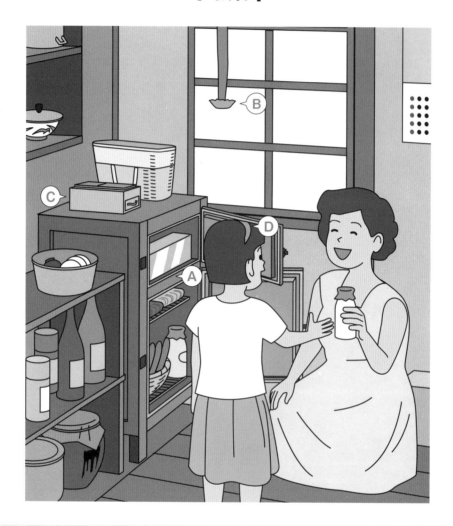

Q1 A のような冷蔵庫の通称は？

Q2 ハエ対策用の B の商品名は何？

Q3 C は何を削る道具？

Q4 D の髪飾りの名前は？

フォークブーム

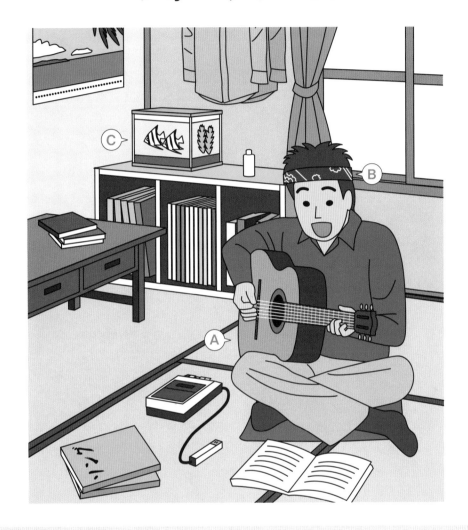

Q1 電気を使わない A のようなギターを総称して何と呼ぶ？

Q2 頭に巻いている B は何？

Q3 C の熱帯魚の通称は？ 　　　　　　　 フィッシュ

Q4 かぐや姫の「神田川」に代表される若い男女の愛をテーマにした歌の総称は以下のどれ？
①四畳半フォーク ②カレッジフォーク ③アングラフォーク

ヒッピーファッション

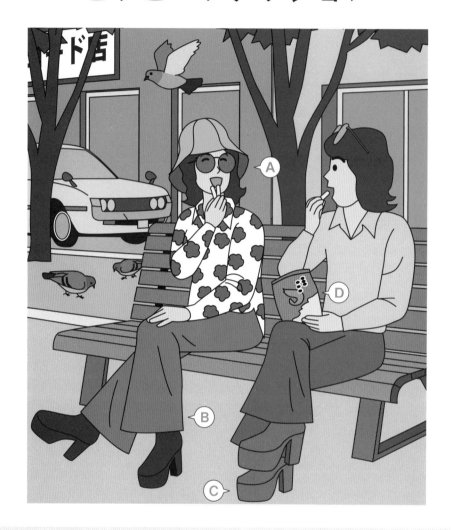

Q 1 A のサングラスの通称は？

Q 2 B の裾の形に由来するズボンの通称は？

Q 3 C の靴の通称は？

Q 4 D のかっぱえびせんのキャッチフレーズといえば？

「やめられない 　　　　　　　　　　　　　　 」

テレビゲームブーム到来

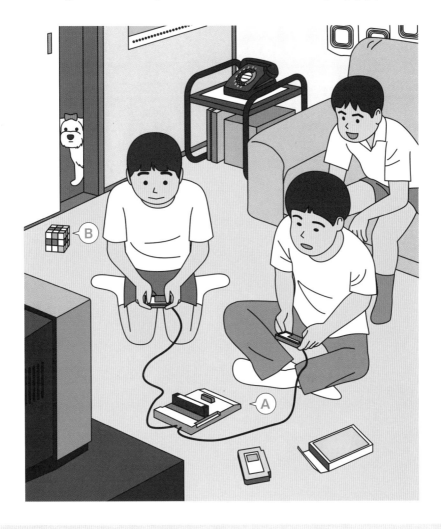

Q 1 昭和58年に発売されたAのゲーム機の名前は？

Q 2 Aを発売した会社名は？

Q 3 Bのおもちゃの名前は？

Q 4 昭和58年に発売され売上げ本数163万本の、マリオとルイージがメインキャラクターのゲームソフト名は？

獅子舞

昭和が蘇るイラストクイズ

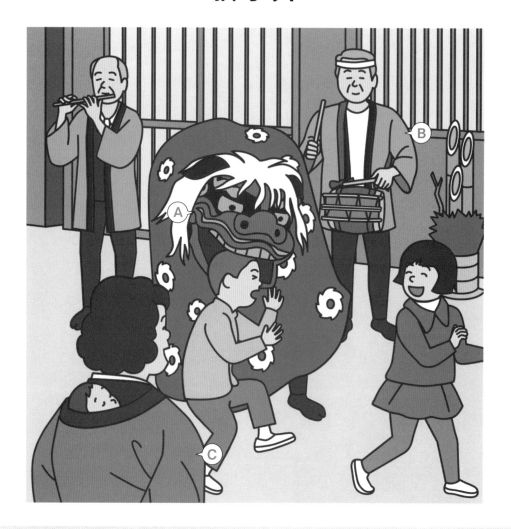

Q 1 獅子舞の A の部分の名称は？

Q 2 B の上着は何と呼ばれる？

Q 3 C の上着は何と呼ばれる？

Q 4 笛や太鼓を受け持つ役は何と呼ばれる？
①音楽方 ②はやし方 ③騒ぎ方

おせち

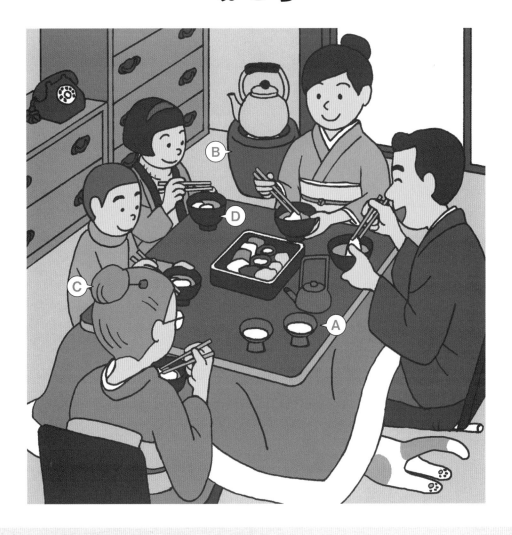

Q1 お正月に無病長寿を願って飲まれる A は何？

Q2 やかんを乗せている B は何？

Q3 C のような髪型は何と呼ばれる？

Q4 D のような正月の汁物といえば何？

昭和の思い出 **10**

どんど焼き

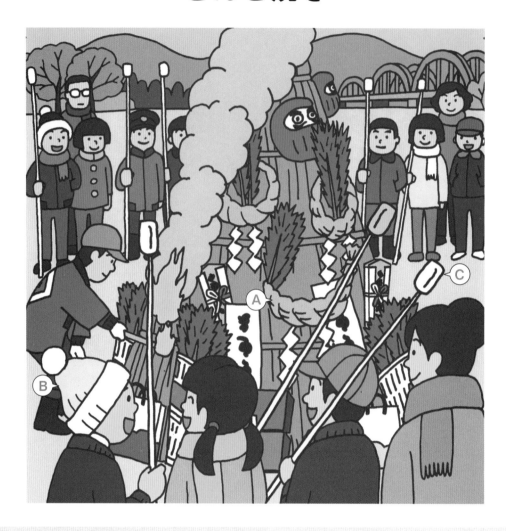

Q1 神社やお寺で行われるどんど焼き。行われるのは一般的にいつ？

Q2 どんど焼きで主に燃やす A は何と呼ばれる？

Q3 B の帽子の通称は何？

Q4 子供たちが持っている棒の先についている C は何？

お面

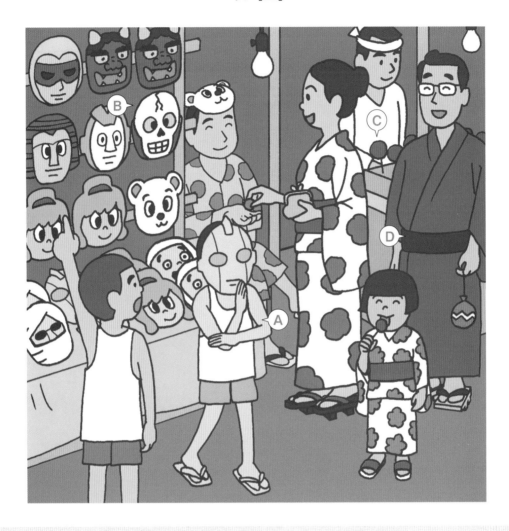

Q 1 A のポーズの特撮ヒーローといえば？

Q 2 B のドクロ面の紙芝居由来のヒーローといえば？

Q 3 縁日につきものの C のような赤い飴といえば？

Q 4 D の「男帯」とも呼ばれる男性用浴衣帯の別名は？

薬売り

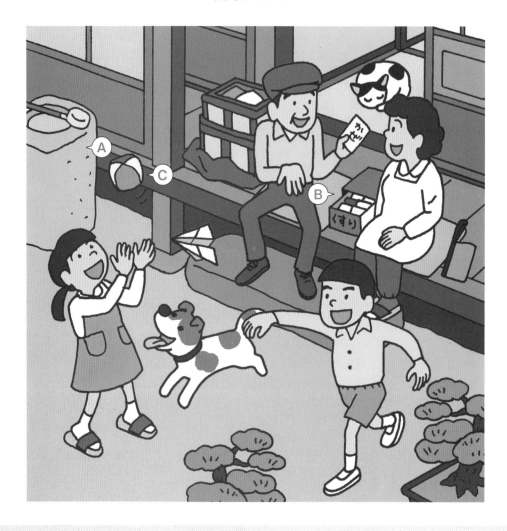

Q1 A の水が貯められているものの名前は？ 　　　　　　　　 鉢

Q2 B の薬を最初にまとめて預けるやり方は何と呼ばれる？

Q3 薬のオマケにもらえる C の名前は？

Q4 薬売りといえば富山県が有名だが富山県の旧称は以下のどれ？
①越前 ②越中 ③越後

デパートの屋上遊園地

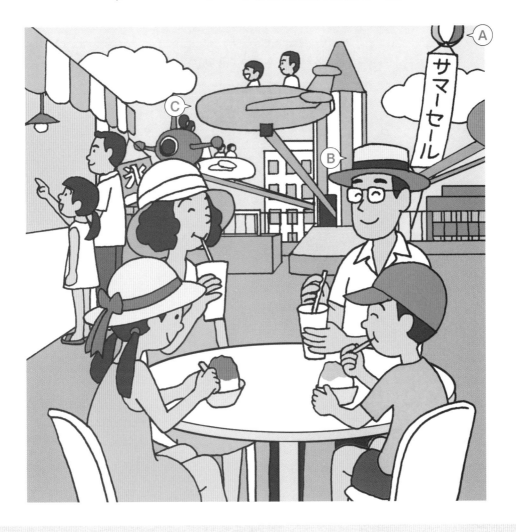

Q 1 気球に宣伝幕を下げる A の名前は？

Q 2 D の麦わら帽了の通称は？

Q 3 C の遊具の通称は以下のどれ？
①メリーゴーランド ②フライング・カーペット ③ミニ飛行機（エアプレーン）

Q 4 日本初の屋上遊園地を設置した松屋浅草店はデパートであり駅ビルでもある。
ここを駅にしている鉄道会社は以下のどれ？
①京成電鉄 ②東武鉄道 ③JR

家遊び

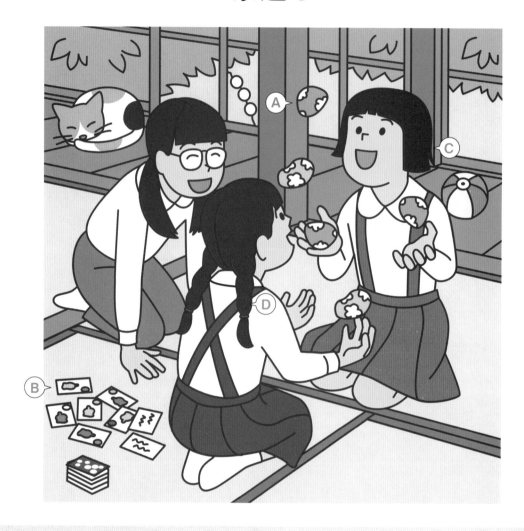

Q 1 Aの遊びの名前は？

Q 2 Bは「犬も歩けば～」で始まる遊び道具です。
何と呼ばれる？

Q 3 CとDのような髪型は以下のどれ？　C＝　　　　　D＝
①三つ編み ②おかっぱ
③ポニーテール

餅つき

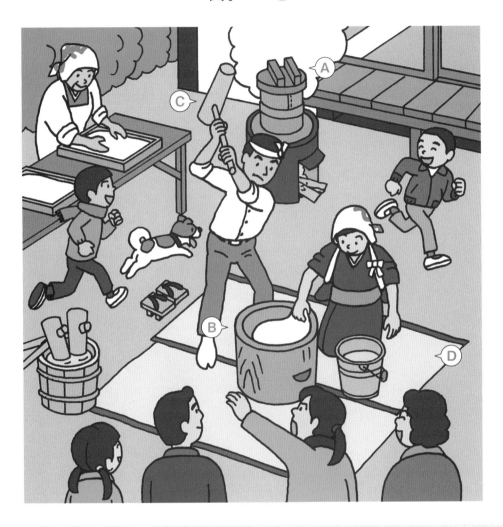

Q1 米を蒸す A の道具の名前は？

Q2 B と C の道具は何？　　B ＝　　　　　　　　C ＝

Q3 D の敷物の名前は何？

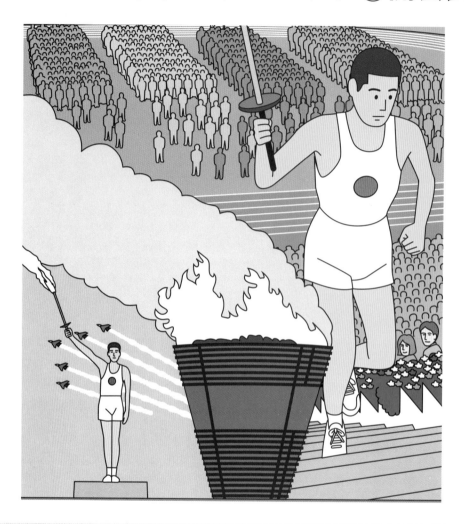

昭和39年 東京オリンピック①開会式

Q1 聖火リレー最終走者の名前は？

Q2 飛行機雲で五輪マークを描いた飛行機隊のチーム名は？

Q3 開会式で最初に入場した国の名前は？

Q4 オリンピックは「勝つことではなく、参加することに意義がある」と言ったIOC会長の名は？
①クーベルタン男爵 ②ジャック・ロゲ ③トニー・ザイラー

※人名の問題は苗字だけでも合っていれば正解とします。以下同様です。

昭和39年 東京オリンピック②女子バレー

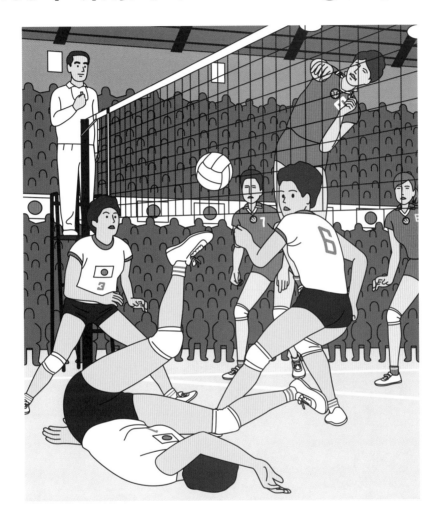

Q1 東京オリンピック女子バレー。決勝の対戦国は？

Q2 柔道の受け身の要素を取り入れたレシーブは何と呼ばれた？

Q3 この日本の女子バレーチームのニックネームは何？

Q4 この日本チームを率いた大松博文監督の異名は何？
①神 ②仏 ③鬼

昭和41年 ビートルズ来日！

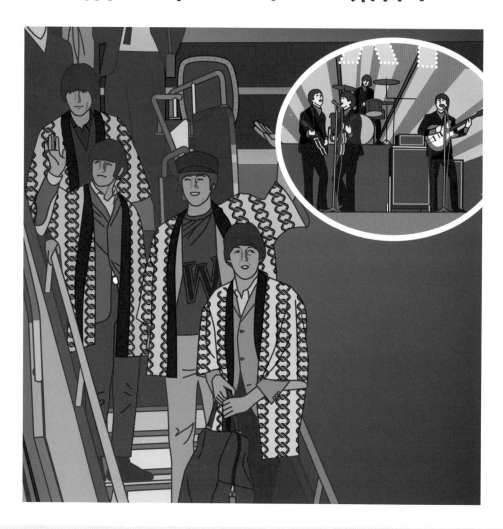

Q 1 ベース担当の名前は？

Q 2 ギター担当の2人の名前は？　ジョン・　　　　　　　ジョージ・

Q 3 ドラム担当の名前は？

Q 4 昭和45年に発売された最後のアルバム名は以下のどれ？
①イエロー・サブマリン ②アビー・ロード
③レット・イット・ビー

昭和43年 日本男子サッカー銅メダル！

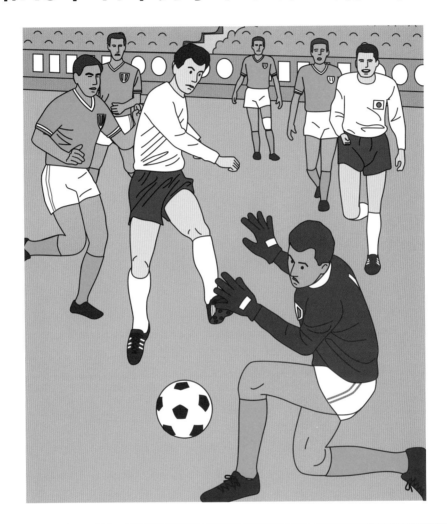

Q 1 日本代表が戦った３位決定戦。２得点を挙げた選手の名前は？

Q 2 この試合２アシストをした選手の名前は？

Q 3 この試合の対戦国は？

Q 4 準決勝で日本を破った対戦国は以下のどれ？
①ブラジル ②ドイツ
③ハンガリー ④スウェーデン

昭和が蘇るイラストクイズ

昭和44年 アポロ11号

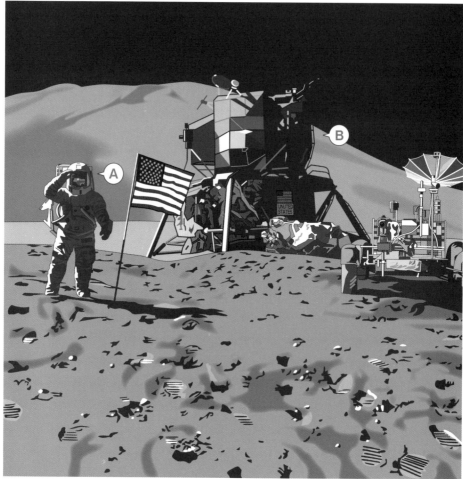

※ NASAが発表した写真に基づいたイラストです。

Q1 A の宇宙飛行士の名前はバズ・

Q2 写真を撮っているのは船長のニール・

Q3 B の月着陸船の名前は以下のどれ？
①ホーク ②スワロー ③イーグル

Q4 月面着陸した場所は何と呼ばれている？

昭和45年 大阪万博①

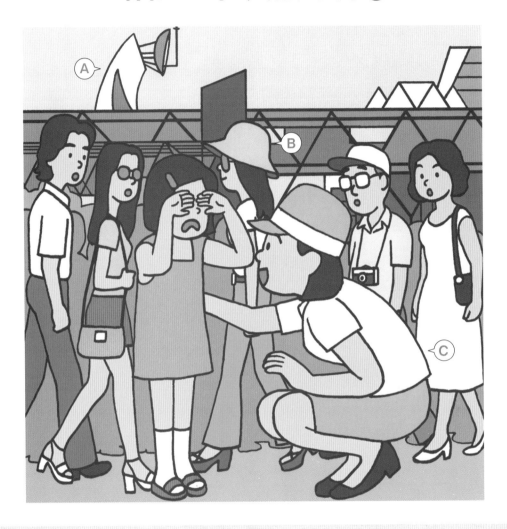

Q 1 A はシンボルタワーです。名前は？

Q 2 B の帽子の通称は？

Q 3 C の女性ガイドの職名は？

Q 4 「大阪万博」は通称です。正式名称は以下のどれ？
①日本万国博覧会 ②国際科学技術博覧会
③国際花と緑の博覧会

昭和が蘇るイラストクイズ

昭和45年 大阪万博②

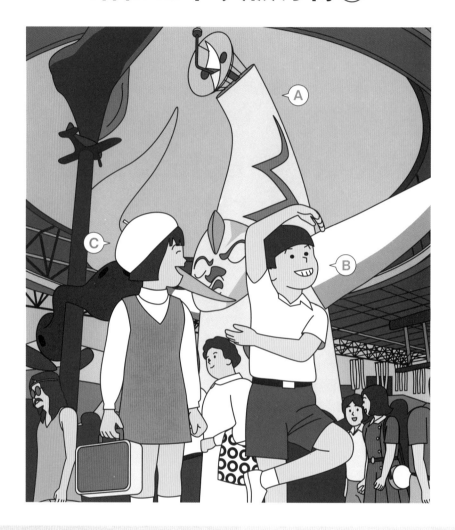

Q1 A のシンボルタワーの作者の名前は？

Q2 B のポーズの名前は？

Q3 C の帽子の通称は？

Q4 公式テーマソングの曲名は以下のどれ？
①栄冠は君に輝く
②世界の国からこんにちは ③白い恋人たち

昭和の思い出 **23**

昭和47年 札幌オリンピック

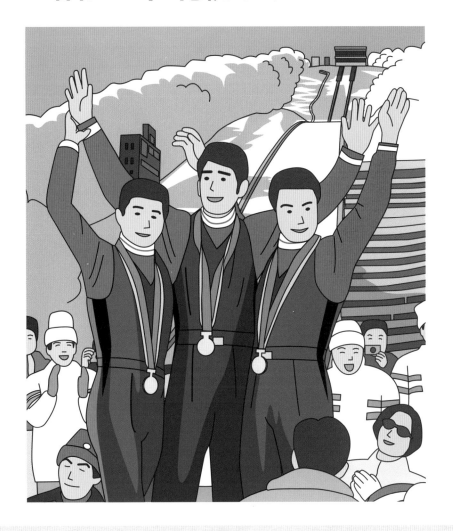

Q 1 札幌オリンピックのスキージャンプの日本人金メダリストの名前は？

Q 2 この大会のメダリストたち以降、スキージャンプ代表は何と呼ばれるようになった？

Q 3 表彰台を独占したジャンプ台は何m級？

Q 4 メダルを獲得したジャンプ競技場名は以下のどれ？
①大倉山 ②宮ノ森 ③白馬

昭和47年/49年 残留日本兵帰還

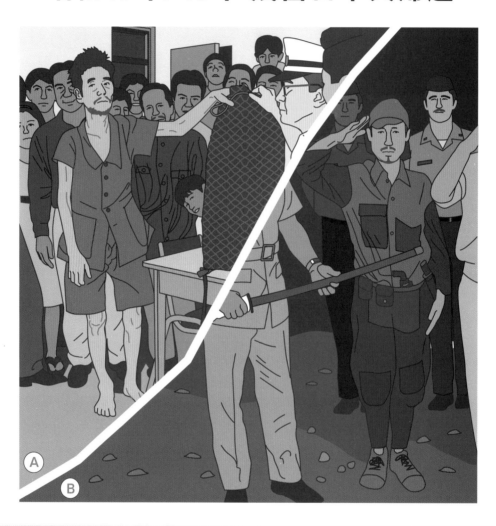

Q 1 A のイラストの昭和 47 年に帰還した旧日本兵の名前は？

Q 2 A の日本兵が見つかった島は以下のどれ？ ☐
①グアム島 ②マウイ島 ③ミンダナオ島

Q 3 B のイラストの昭和 49 年に帰還した旧日本兵の名前は？

Q 4 B の日本兵が見つかった国は以下のどれ？ ☐
①インドネシア ②フィリピン ③タイ

昭和49年 宝塚「ベルサイユのばら」大ヒット！

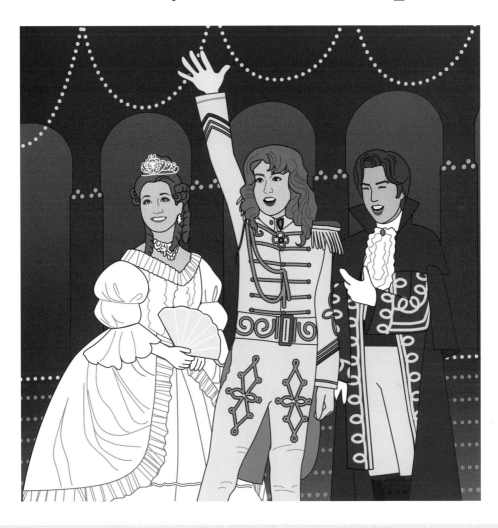

Q 1 「ベルサイユのばら」のフランス王妃の役名は？

Q 2 「ベルサイユのばら」の男装の麗人の役名は？

Q 3 「ベルサイユのばら」の王妃を愛するスウェーデン貴族の役名は？

Q 4 原作になったマンガの作者の名前は？

昭和50年 沖縄海洋博

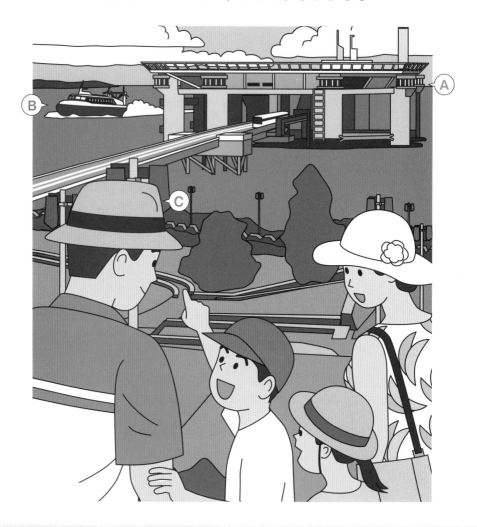

Q 1 A の建物の名前は以下のどれ？ [　　]
①パルテノン ②マリンパレス ③アクアポリス

Q 2 B の海の上に浮いて滑るように走る船の名前は？

Q 3 C の帽子の名前は？

Q 4 海洋博跡地の海洋博公園にある水族館の現在の名称は？

昭和52年 王貞治選手本塁打世界新！

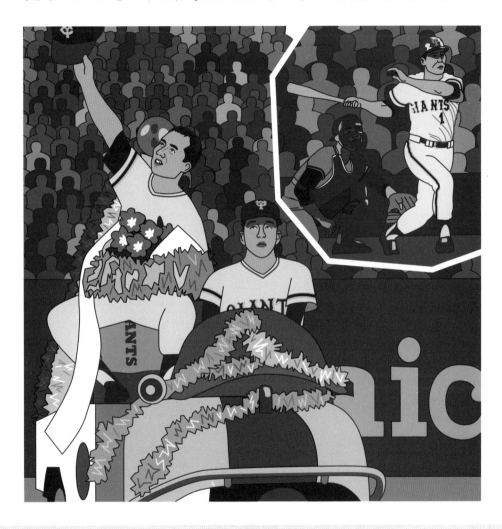

Q 1 この乗物に同乗している選手は当時の巨人のエース投手で
のちには監督にもなった選手。以下の誰？ ☐
①城之内邦夫 ②金田正一 ③堀内恒夫

Q 2 この乗り物は何と呼ばれている？

Q 3 記録を作った巨人の本拠地球場の名前は？

Q 4 この時の記録は以下のどれ？ ☐
①444号 ②756号 ③868号

昭和が蘇るイラストクイズ

昭和59年 ロサンゼルス オリンピック

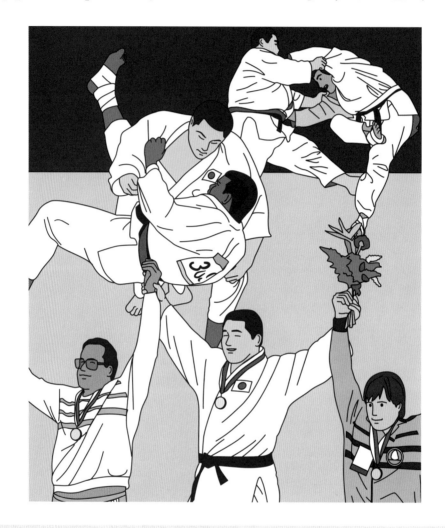

Q 1 このイラストの右足を怪我しながら柔道金メダリストになった日本人選手の名前は？

Q 2 決勝相手ラシュワンはどの国の代表？

Q 3 この試合の階級は？

Q 4 金メダリストの選手の出身大学は以下のどれ？
①日本体育大学 ②東海大学
③明治大学

人形

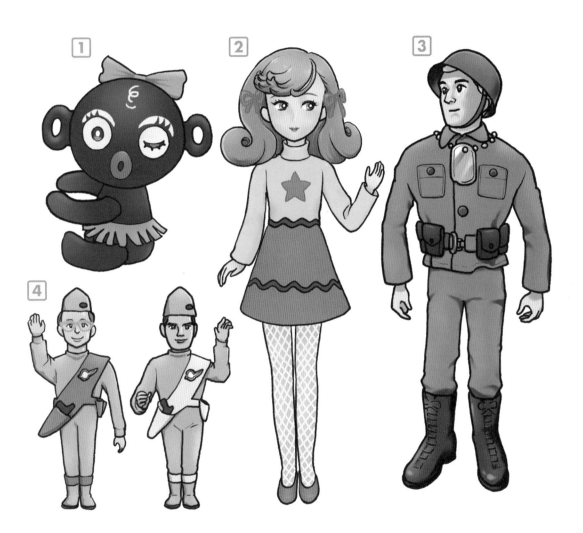

Q それぞれの人形の名前を思い出してください

① ［　　　　　　　　　　　　　　　　　］ちゃん　② ［　　　　　　　　　　　　　　　　　］ちゃん

③ ［　　　　　　　　　　　　　　　　　］　④ ［　　　　　　　　　　　　　　　　　］

珍獣

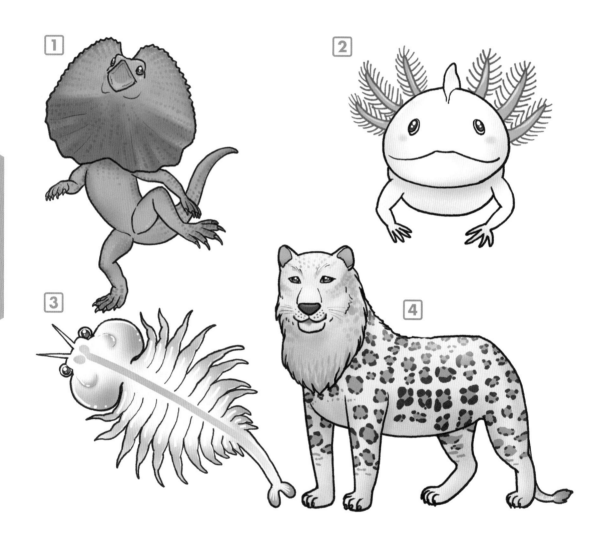

Q 昭和にブームになった珍獣です。名前を思い出してください

1

2

3 ＿＿＿＿＿＿＿＿ モンキー

4

ヒット曲

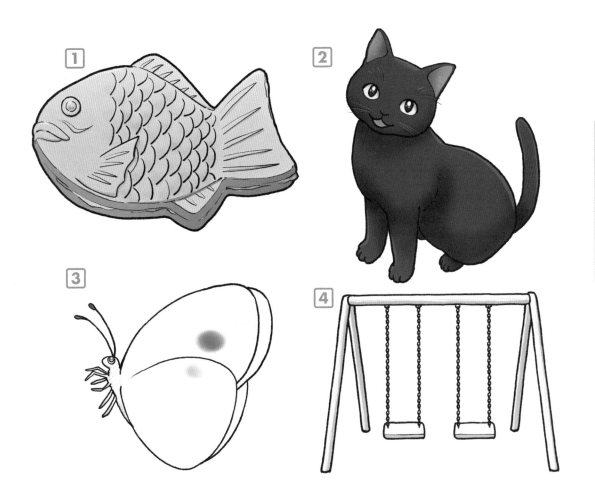

Q 次のイラストから連想される昭和のヒット曲を思い出してください

1 およげ！ [　　　　　　　　　　]

2 [　　　　　　　　　　　　　　] のタンゴ

3 [　　　　　　　　　　] のサンバ

4 白い [　　　　　　　　　]

遊び

懐かしいあれこれ

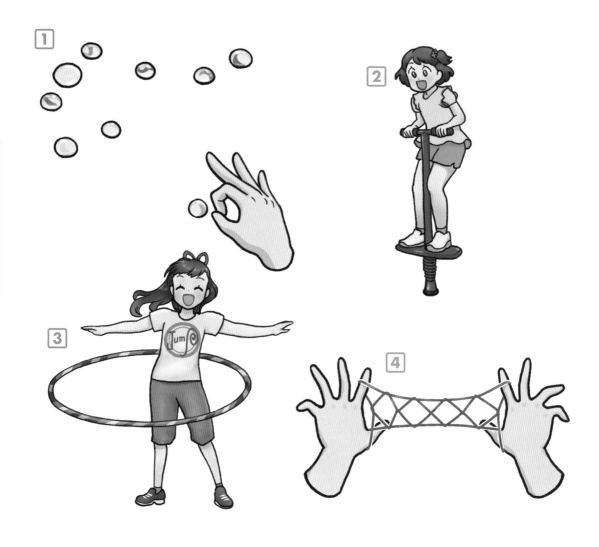

1
2
3
4

Q それぞれの名前を思い出してください

1 [   ]　　2 [   ]

3 [   ]　　4 [   ]

お弁当

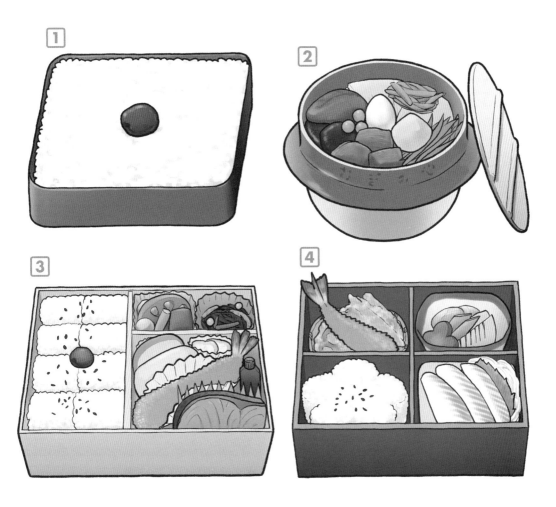

Q いずれも有名なお弁当です。 名前がわかりますか?

1

2 峠の

3

4

スポーツ選手①

懐かしいあれこれ

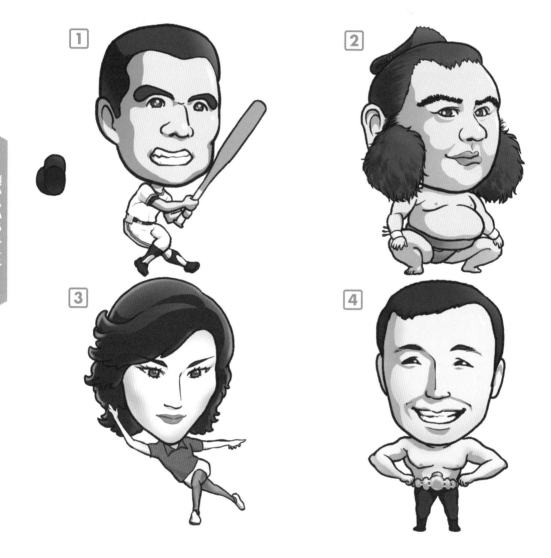

Q 昭和に活躍した人気スポーツ選手です。それぞれの名前を思い出してください

1		茂雄	2		山
3		律子	4		山

スポーツ選手②

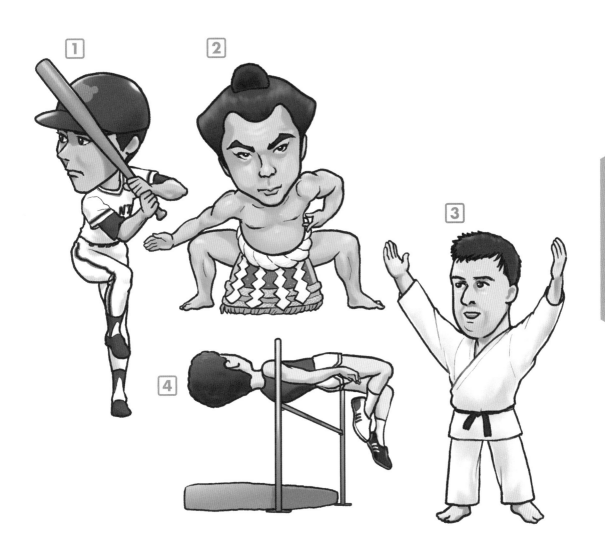

Q 世の中を驚かせたスポーツ選手とその話題です。それぞれの名前を思い出してください

1 王選手の [　　　　　　] 打法

2 「ウルフ」と呼ばれた [　　　　　　]

3 東京五輪柔道金メダルのアントン・ [　　　　　　]

4 フォズベリー選手の [　　　] 跳び

カメラ

懐かしいあれこれ

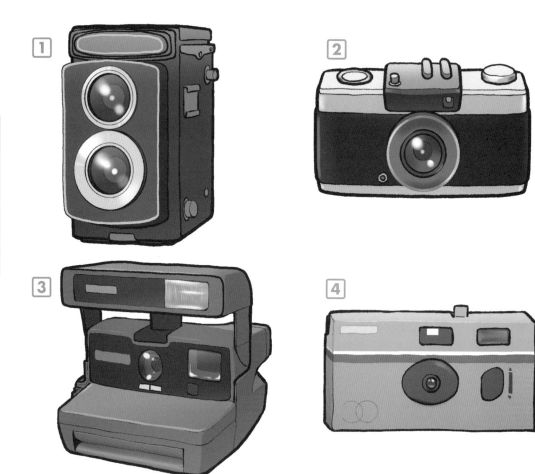

Q 種類が違うカメラです。それぞれの通称を思い出してください

1 _____

2 _____

3 _____

4 _____

音楽関連商品

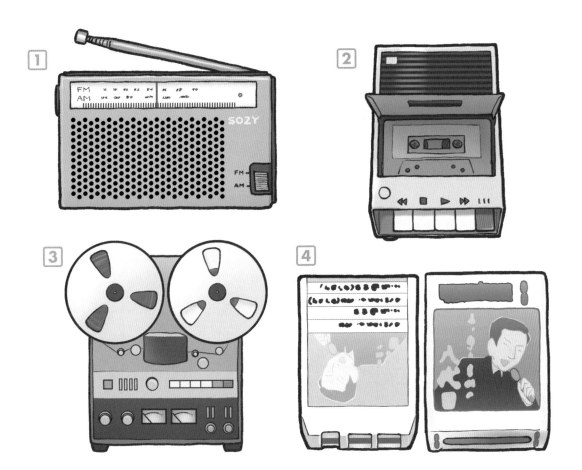

Q いずれも音楽を聴いたり録音したりするのに使われた道具です。それぞれの名前を
思い出してください

1

2

3

4

お菓子のＣＭ

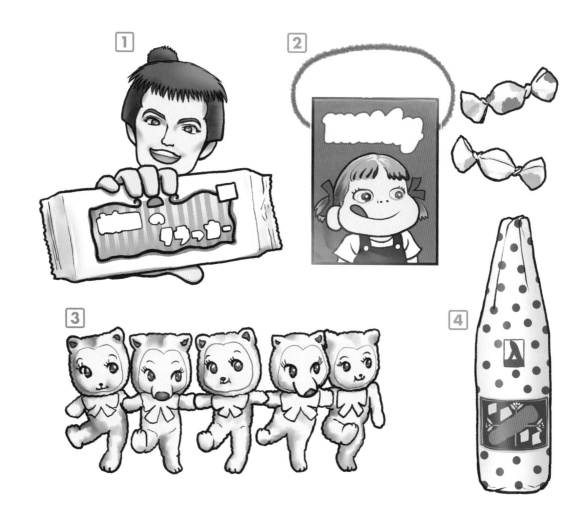

Q CMが印象的だったお菓子や飲み物です。それぞれのキャッチフレーズを答えてください

1 ＿＿＿＿＿＿ のクラッカー　　2 ミルキーは ＿＿＿＿＿＿ の味

3 カステラ一番、＿＿＿＿＿＿　　4 カルピスは ＿＿＿＿＿＿ の味

映画

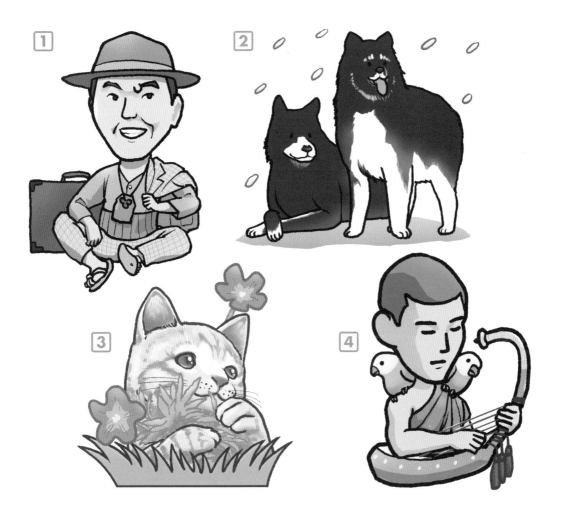

① ② ③ ④

Q どれもヒットした日本の映画です。タイトルを思い出してください（①はシリーズ名）

① 　　　　　　　　　　　　　② 　　　　　　　　　　　　　

③ 　　　　　　　　　　　　　④

黒澤映画

懐かしいあれこれ

1
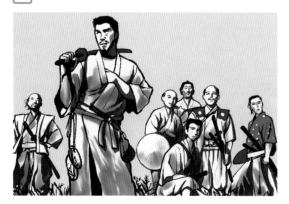

2
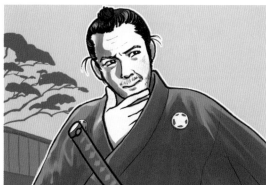

3
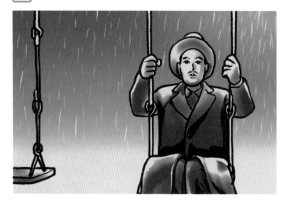

4
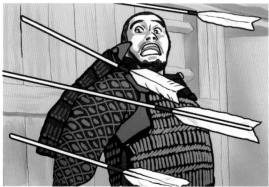

Q 黒澤明監督の名作です。タイトルを思い出してください

1

2

3

4

昭和のツッパリ

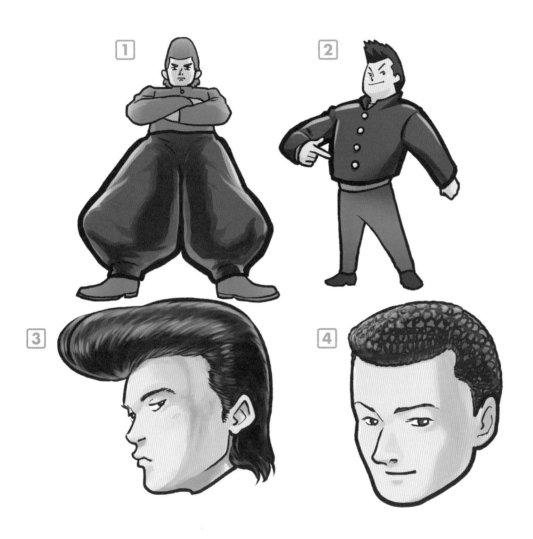

Q 昭和のツッパリの間で流行した髪型とファッションです。それぞれの名前を思い出してください

1 _____

2 _____

3 _____

4 _____

タワー

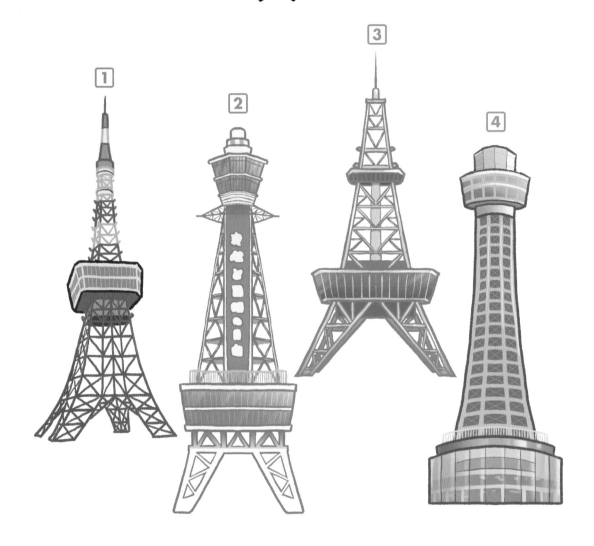

Q 昭和期に建てられた日本のタワーです。それぞれの名前を答えてください

1 [   ]　　　2 **大阪の** [   ]

3 **名古屋** [   ]　　　4 **横浜** [   ]

ユニークな建物

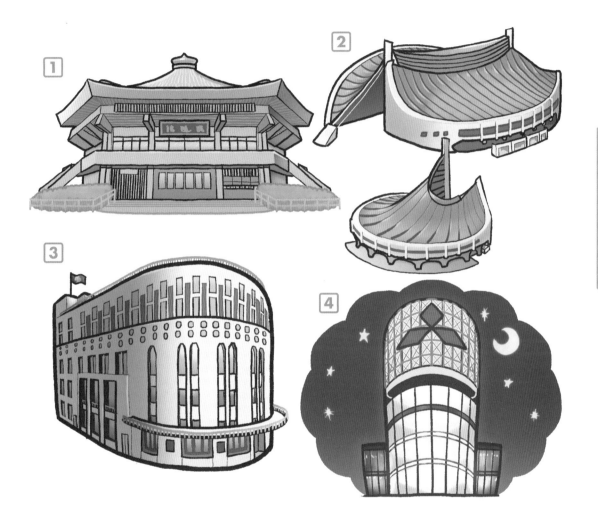

Q 昭和に建てられた有名建造物です。それぞれの名前を思い出してください

1 日本 [　　　　　　　　　　　　]   2 [　　　　　　　　　　　] 競技場

3 [　　　　　　　　] 劇場   4 三愛 [　　　　　　　　]

車

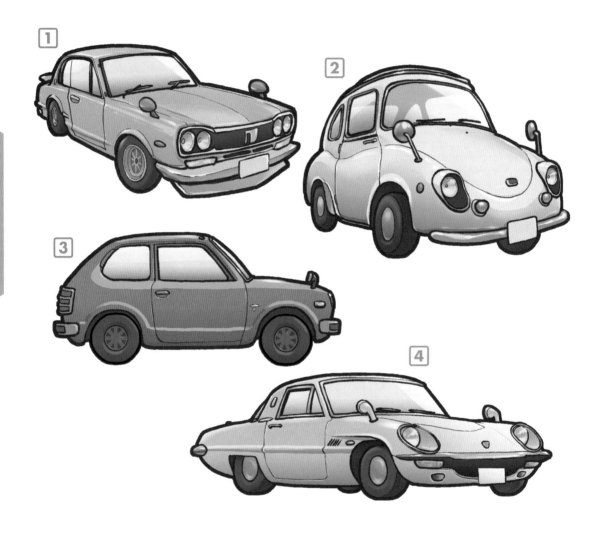

Q デザインが印象的な昭和の名車です。それぞれの名前を思い出してください

1 日産の

2 富士重工の

3 ホンダの

4 マツダの

人気の動物

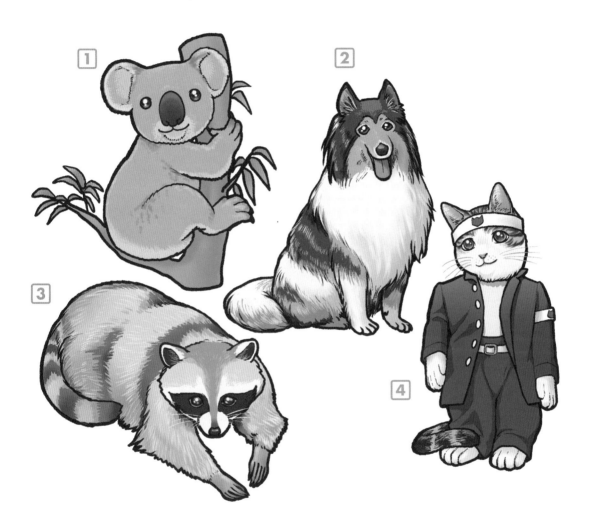

Q 昭和に人気が出た動物です。それぞれの名前を思い出してください

1 [   ] 2 [   ]

3 [   ] 4 [   ]

CM

懐かしいあれこれ

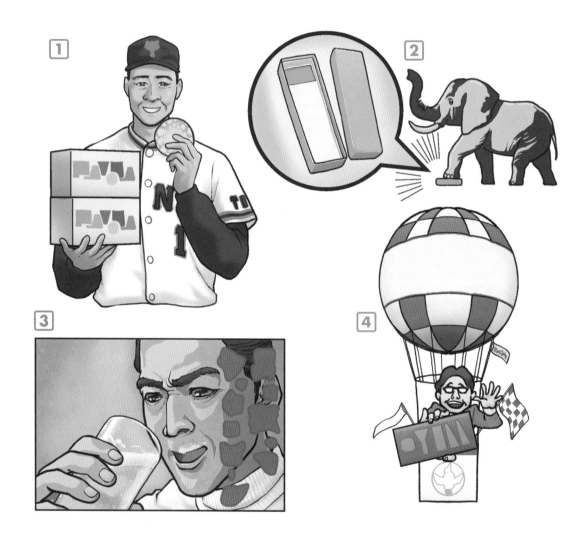

Q 昭和に人気のあったCMです。それぞれのキャッチフレーズを思い出してください

1 ナボナはお菓子の [　　　　　]　　　　**2** [　　　　　] 壊れないアーム筆入れ

3 [　　　　　] サッポロビール　　　　**4** [　　　　　] いいことだ

ホーロー看板

 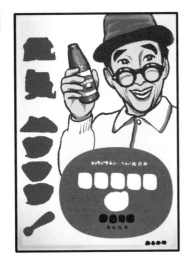

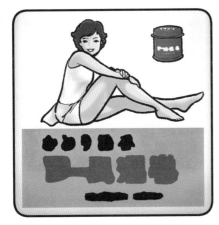 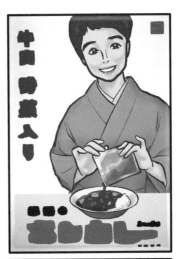

Q 昭和に多く見かけたホーロー看板です。それぞれの商品名を思い出してください

1
2
3
4

アイドル

懐かしいあれこれ

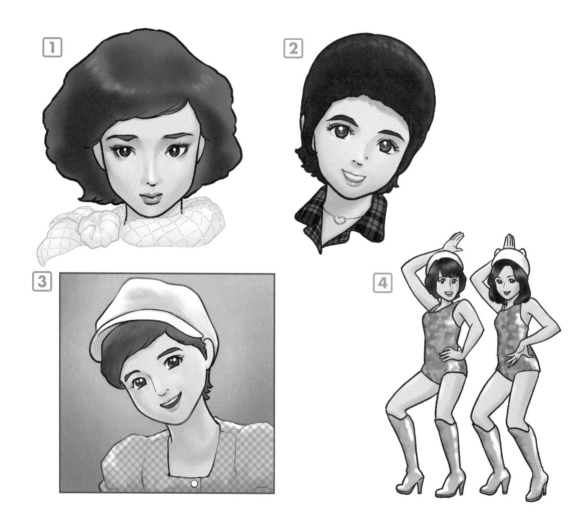

Q 昭和の人気アイドルです。それぞれの名前を答えてください

1 中三トリオと呼ばれた ☐　　　2 中三トリオと呼ばれた ☐

3 中三トリオと呼ばれた ☐　　　4 ☐

昭和43年にありえなかったもの

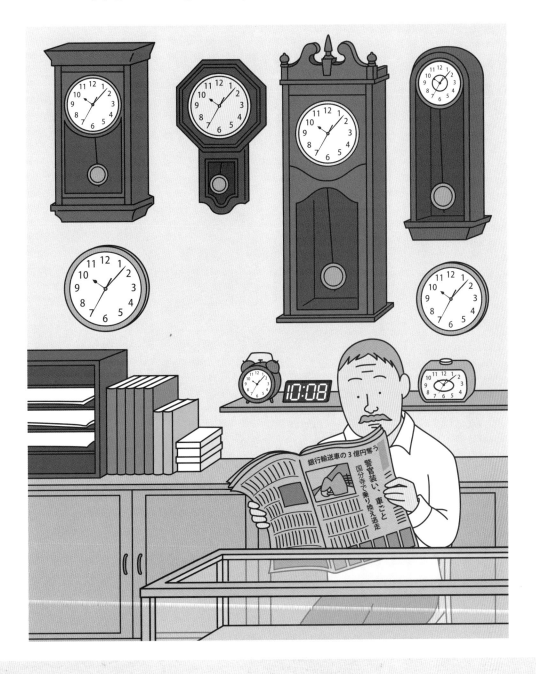

Q 昭和43年の時計店の店頭です。ありえないものを見つけてください

昭和28年にはありえなかったもの

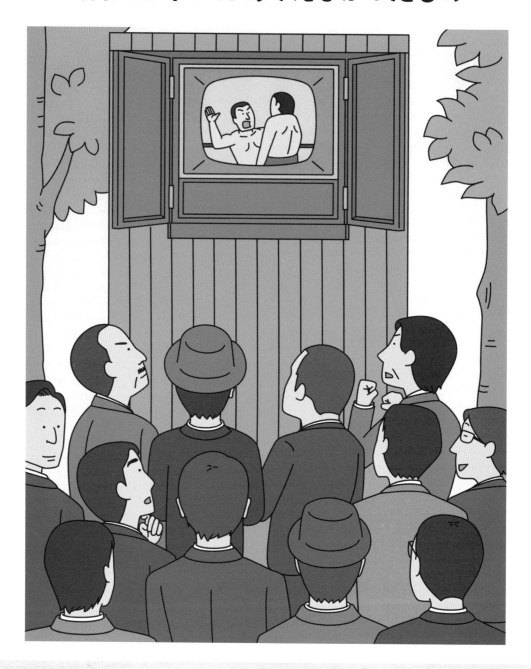

Q 昭和28年の街頭テレビに集まる人々の姿です。ありえないものを見つけてください

昭和40年代にはありえなかったもの

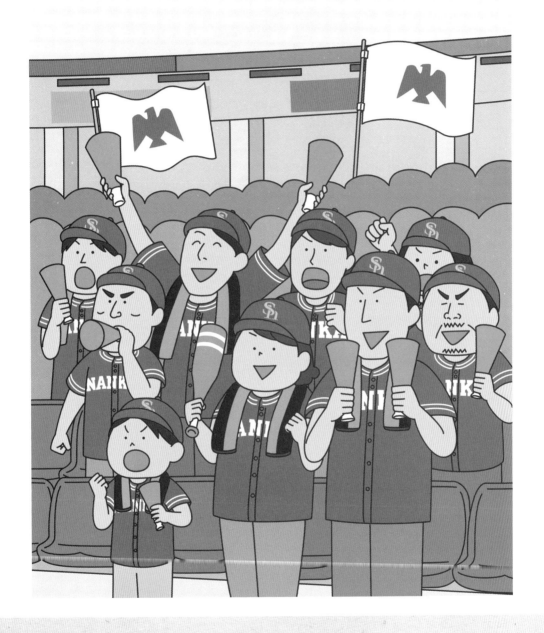

Q 昭和40年代の野球場の応援風景です。ありえないものを見つけてください

昭和40年代にはありえなかったもの

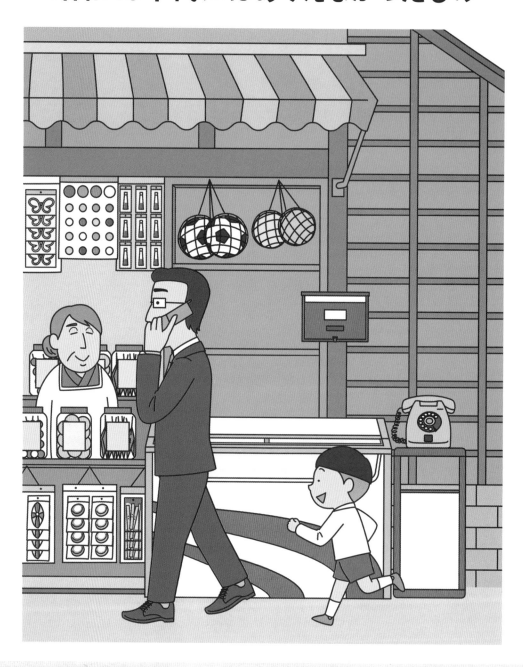

Q 昭和40年代の駄菓子屋の店先です。ありえないものを見つけてください

昭和の思い出 **53**

昭和54年にありえなかったもの

ありえないもの探し

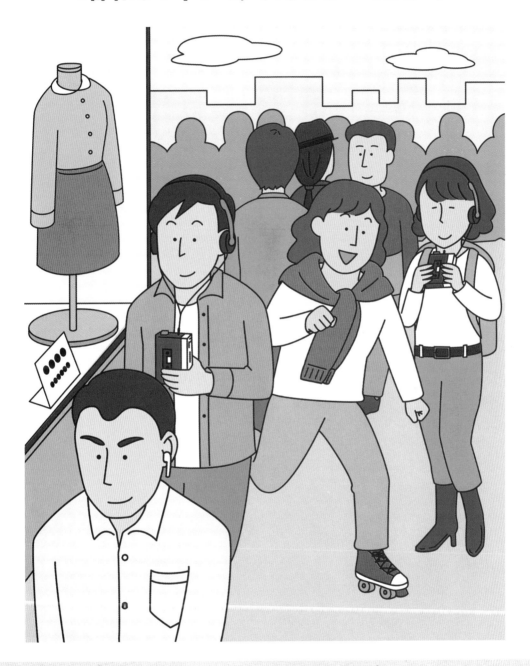

Q 昭和54年の街角の風景です。ありえないものを見つけてください

昭和40年代にはありえなかったもの

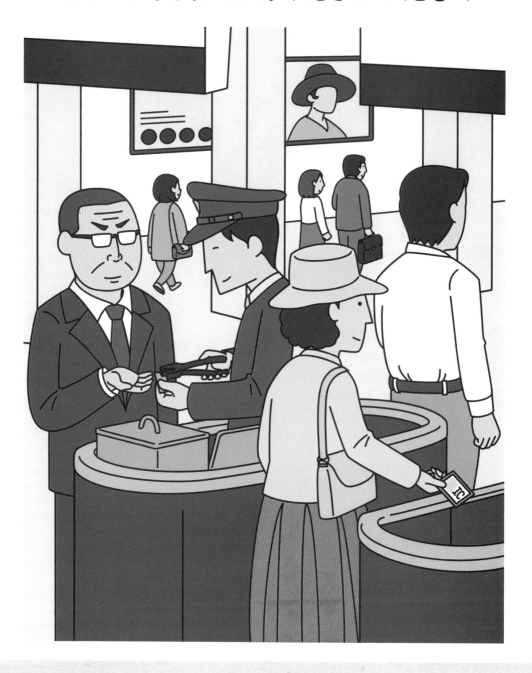

Q 昭和40年代の駅の改札の風景です。ありえないものを見つけてください

昭和50年代にはありえなかったもの

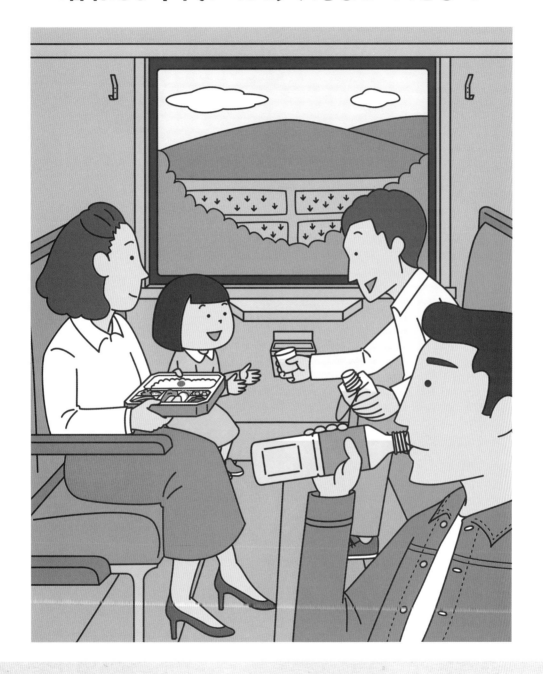

Q 昭和50年代の電車内の様子です。ありえないものを見つけてください

昭和40年代にはありえなかったもの

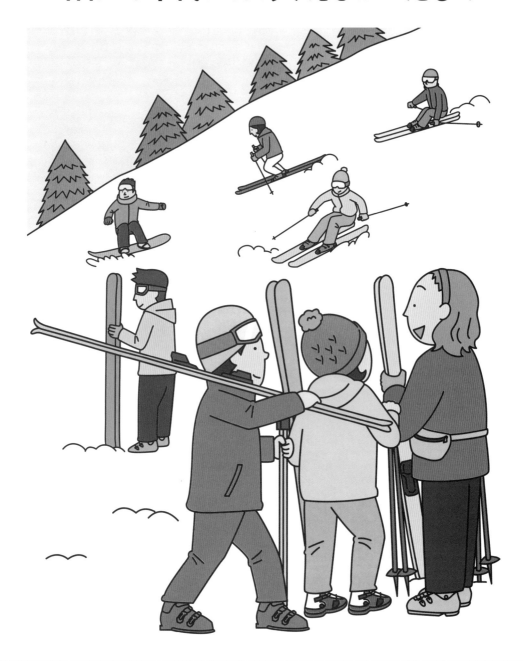

Q 昭和40年代のスキー場の様子です。ありえないものを見つけてください

昭和39年にはありえなかったもの

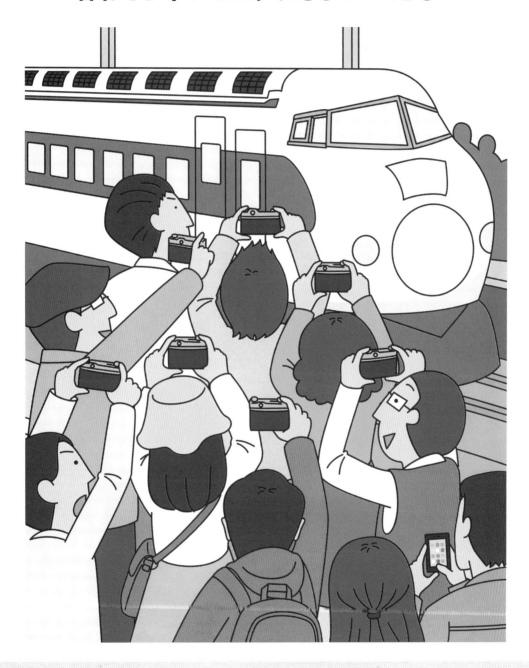

Q 昭和39年の駅のホームです。ありえないものを見つけてください

昭和45年にはありえなかったもの

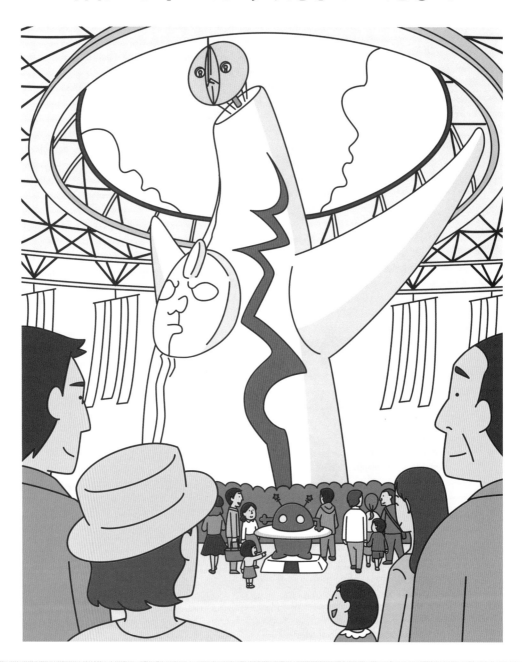

Q 昭和45年の大阪万博の様子です。ありえないものを見つけてください

昭和29年にはありえなかったもの

ありえないもの探し

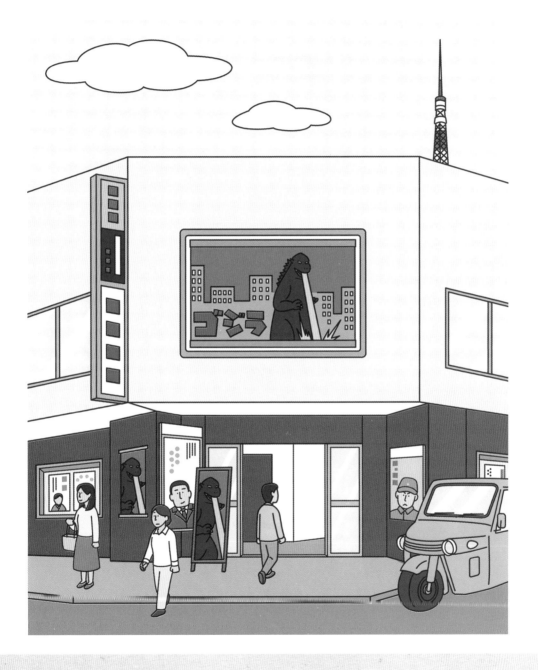

Q 映画『ゴジラ』が公開された昭和29年です。ありえないものを見つけてください

昭和50年代にはありえなかったもの

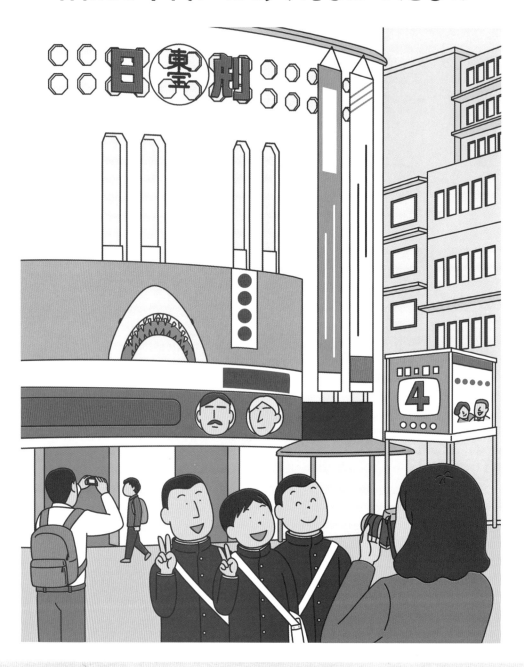

Q 昭和50年代の有楽町日劇前です。ありえないものを見つけてください

昭和40年代にはありえなかったもの

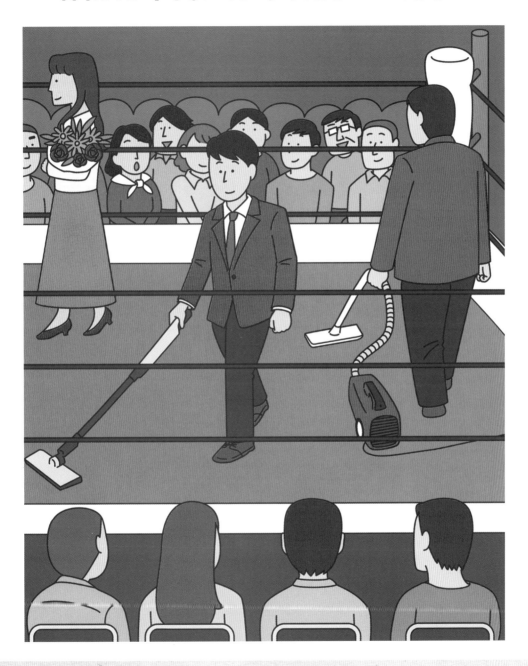

Q 昭和40年代のプロレス会場です。ありえないものを見つけてください

昭和47年にはありえなかったもの

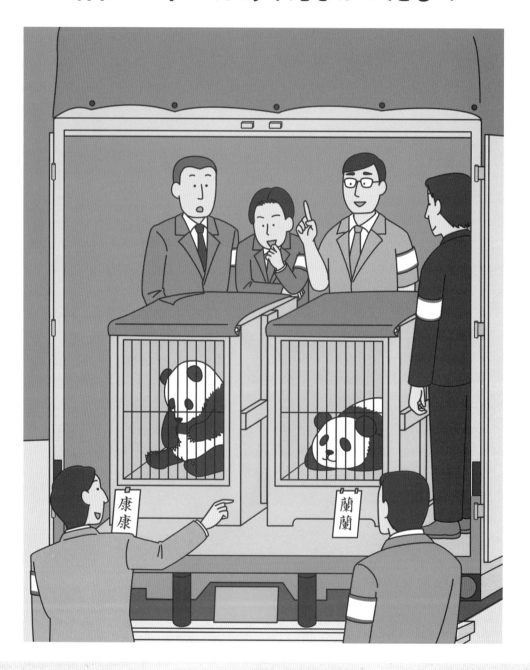

Q パンダのカンカンとランランが来日した昭和47年です。ありえないものを見つけてください

昭和43年にはありえなかったもの

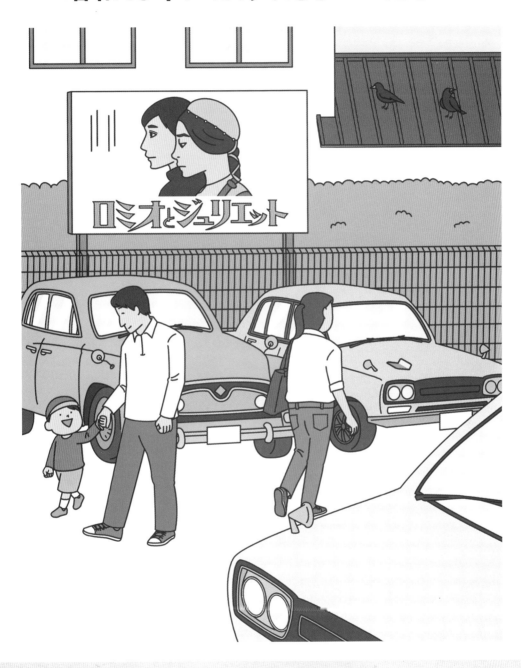

Q 昭和43年の街角の風景です。ありえないものを見つけてください

子供の遊び

間違いの数**10**個

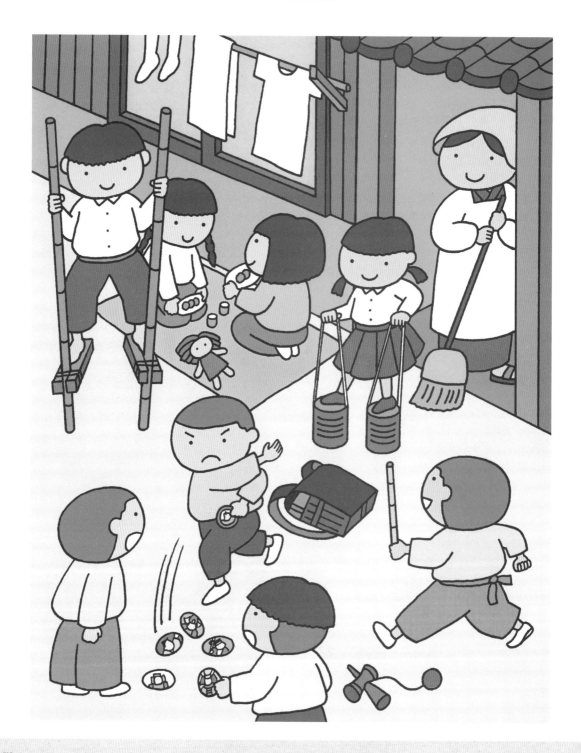

目 標 時 間	目標時間内に 見つけた間違いの数	実 測 時 間	最終的に 見つけた間違いの数
3分00秒	／10個	分　　秒	／10個

MINI知識 空き缶を使って手軽に作ることができる遊び道具「缶ぽっくり」。ぽっくりとは女児用の駒下駄のことで、現在では舞妓が履いたり、七五三や成人式などで履かれることも。語源は歩くときの音に由来する説や「木履」を「ポクリ」と読ませることに由来する説などがある。

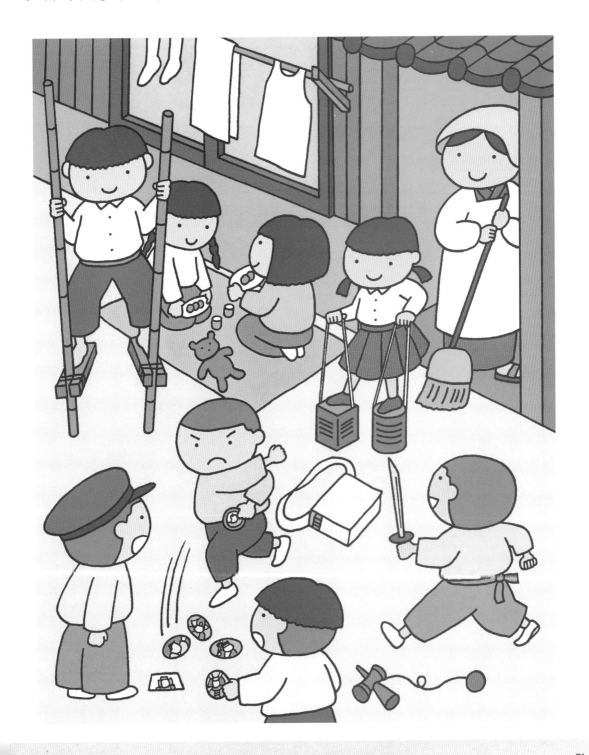

流しと酒場

間違いの数**10**個

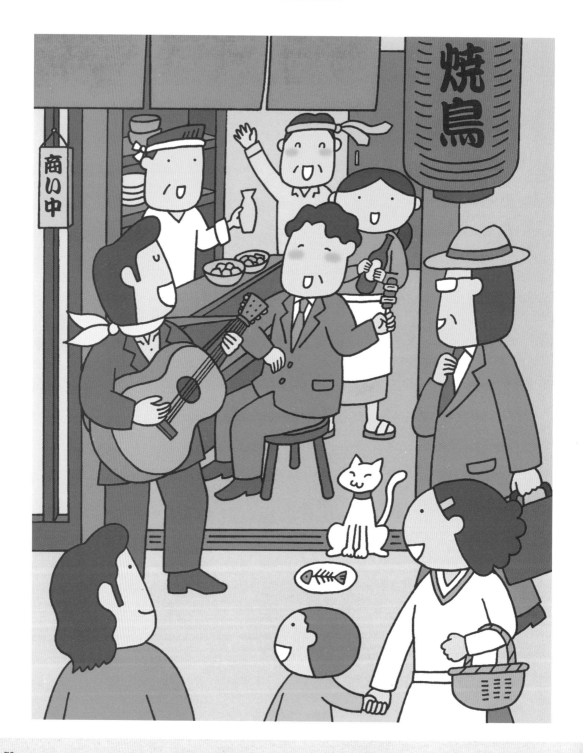

目標時間	目標時間内に 見つけた間違いの数	実測時間	最終的に 見つけた間違いの数
3分**00**秒	／**10**個	分　　秒	／**10**個

MINI知識 ギターやアコーディオンを持って酒場を回っていた流し。自分が歌い、また客のリクエストに合わせて歌の伴奏をして酒場では重宝されていた。しかし、昭和40年代になるとカラオケが登場し、各地の酒場に普及していったことで、流しの数は急速に減っていった。

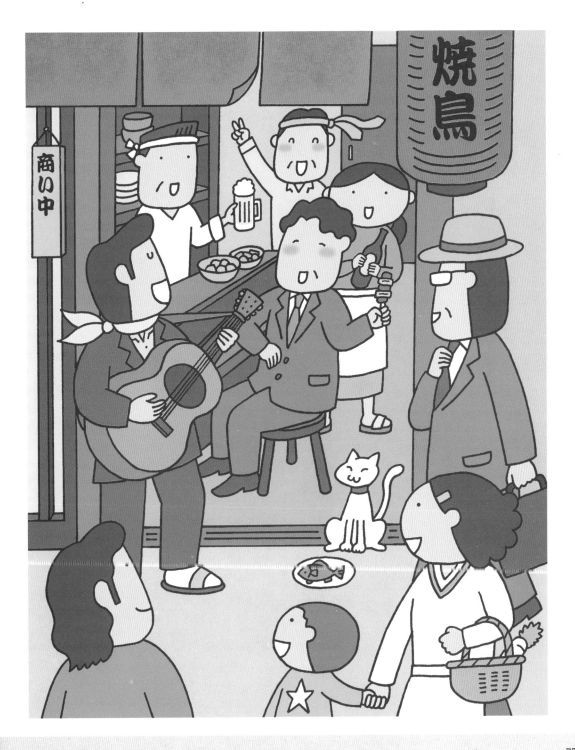

火鉢

間違いの数 **10個**

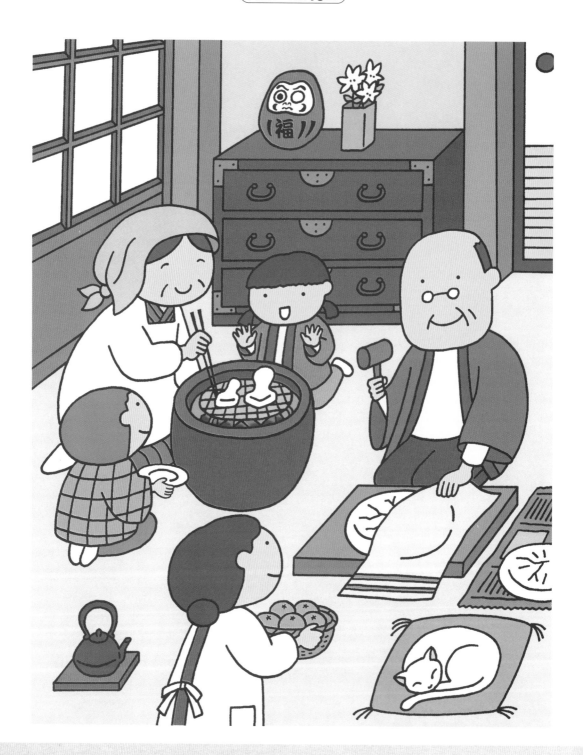

MINI 知識 火鉢を温かくするのは炭だが、忘れてはならないのが灰の存在。灰があることで炭が燃えやすくなり、炭の熱が直接火鉢に伝わらないようにする断熱効果もあるのだ。炭を灰の中に埋めれば簡単に消火もできる。火鉢にはなくてはならない存在だ。

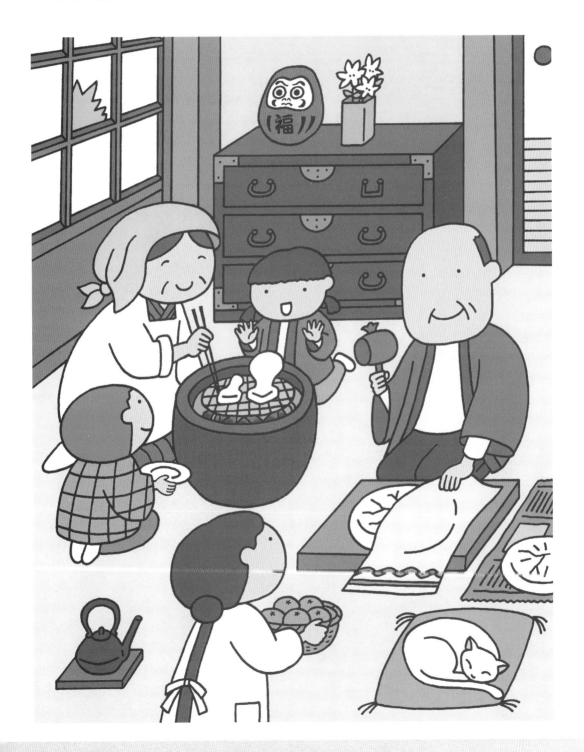

昭和レトロな間違い探し

75

電球交換

間違いの数 10個

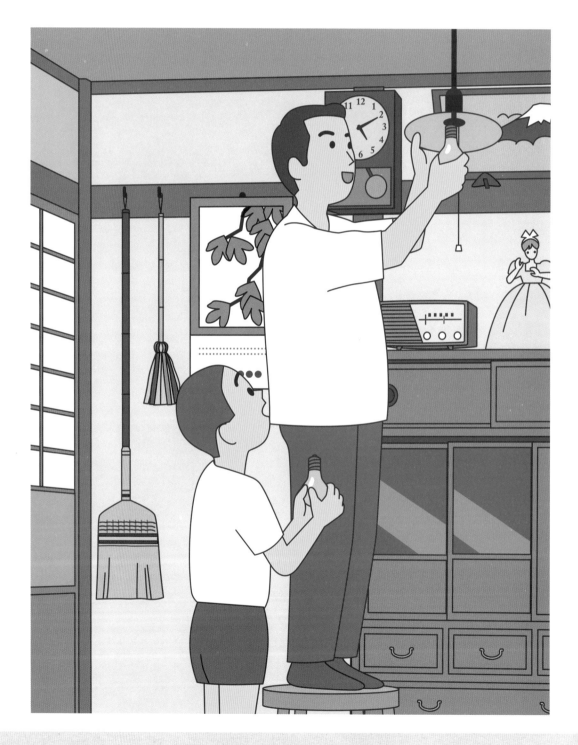

目標時間	目標時間内に見つけた間違いの数	実測時間	最終的に見つけた間違いの数
4分00秒	／10個	分　秒	／10個

MINI知識 白熱電球はフィラメントに電流を流し、フィラメントを高温にして白熱させることで光らせている。発明王のエジソンは当時寿命が短かった白熱電球を改良しようと試行錯誤した結果、日本の竹をフィラメントに使った。

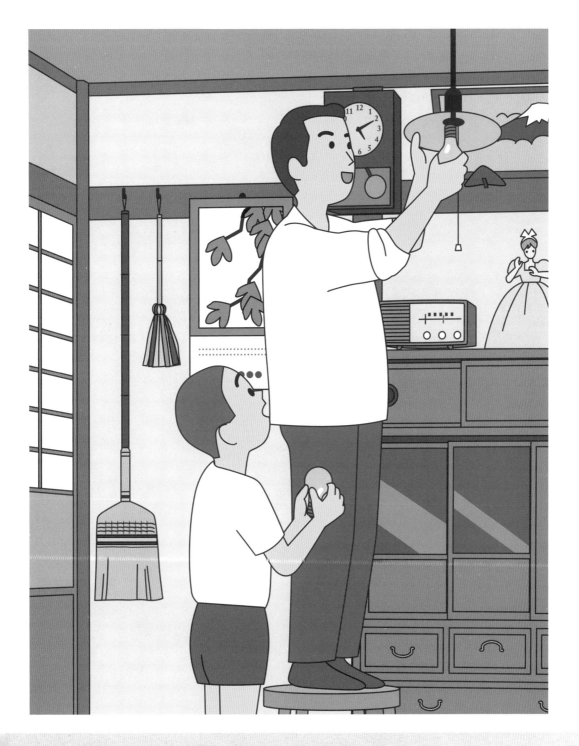

オート三輪

間違いの数 **10**個

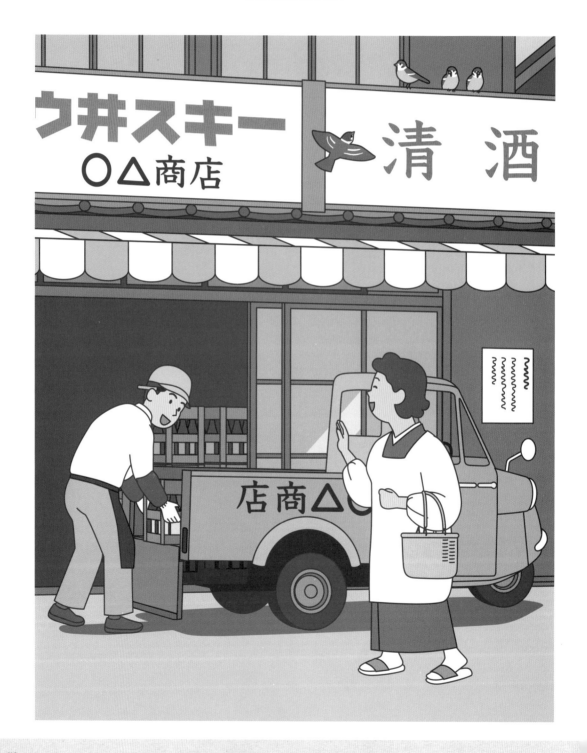

目標時間	目標時間内に 見つけた間違いの数	実測時間	最終的に 見つけた間違いの数
4 分 00 秒	／10 個	分　　秒	／10 個

MINI 知識 日本酒の保存で大事なのは直射日光を当てないこと。日光が当たることで太陽光や紫外線が原因で発生する臭み「日光臭」が生じてしまう。一部の酒瓶が紙などに包まれているのはこの日光臭を防ぐため。また高温下での保存も酒質が劣化する原因となるので要注意。

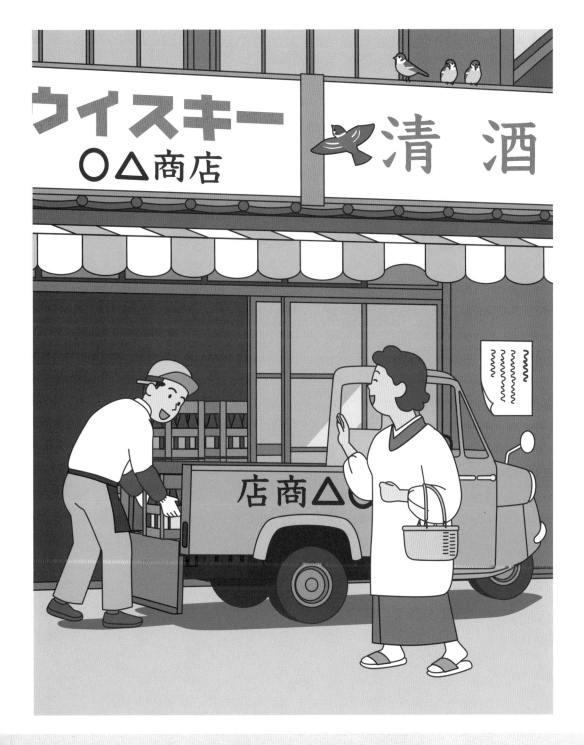

フーテン族

間違いの数 **10**個

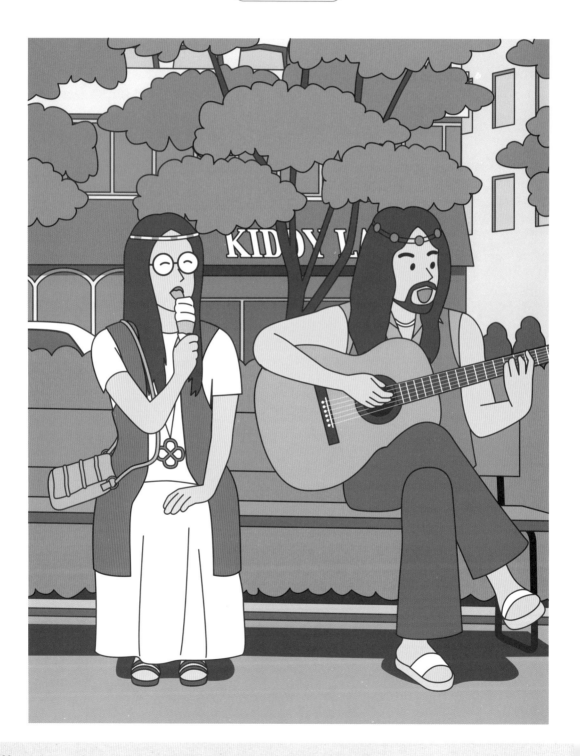

MINI 知識 昭和40年代に登場したヒッピーとフーテン族。その違いは、行動の背景に反文明や反戦主義などの思想があるのがヒッピーで、特に思想は持たず定職につかずふらふらと生きている若者がフーテン族とされている。ファッションは似ているが日本では多くがフーテン族に分類されるようだ。

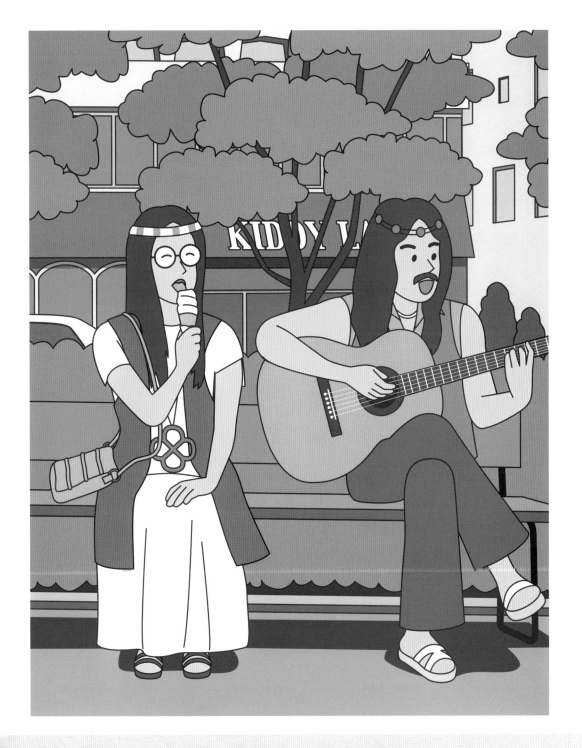

昭和レトロな間違い探し

冬場の掃除

間違いの数**10**個

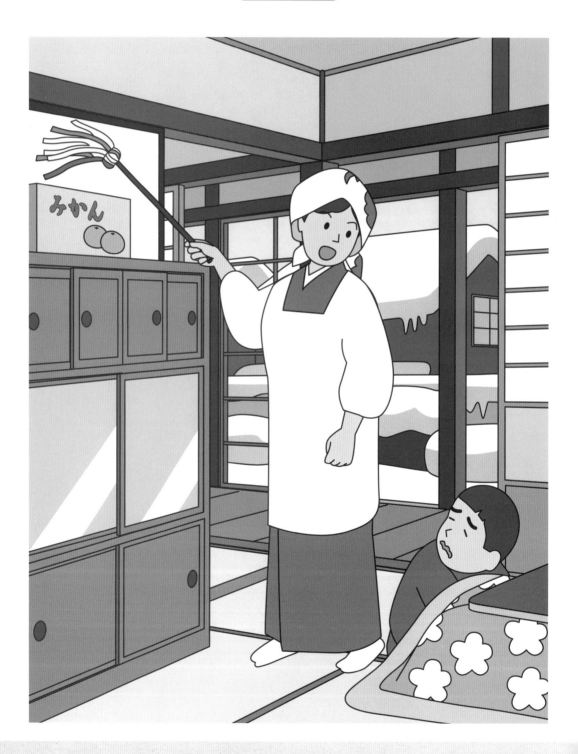

MINI知識 ランプの赤い光がいかにも暖かそうな電気こたつ。しかし実は元々あの光は無色だった。だが無色ではあまり暖かそうに見えず、電源が入っているかどうかわかりづらいという理由もあり光の色を赤くするようになった。赤外線だから赤いわけではないのだ。

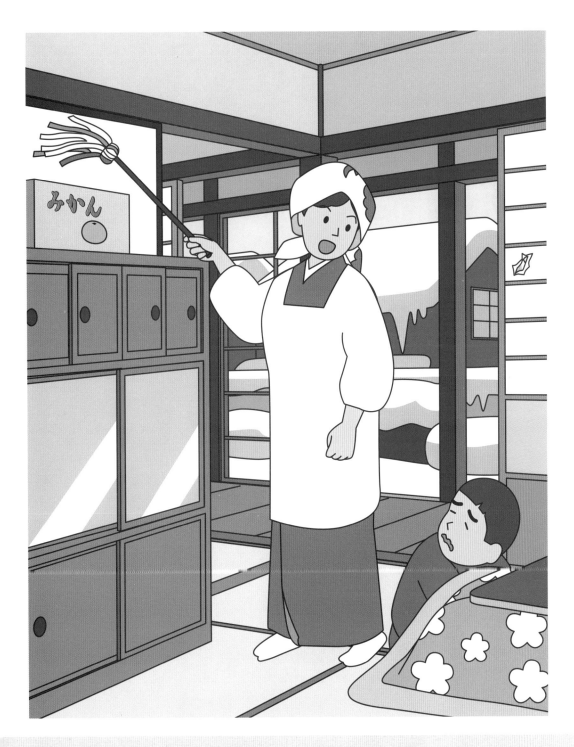

ヒーローごっこ

間違いの数10個

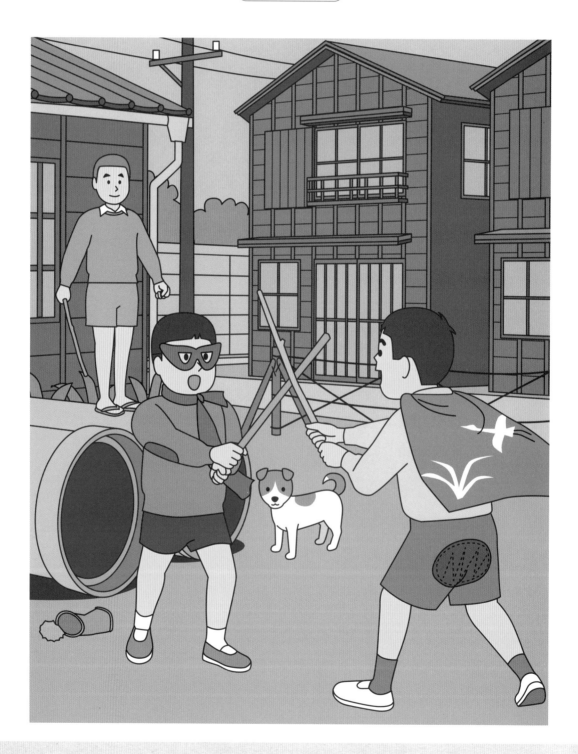

MINI 知識 昭和のヒーローのお約束といえば首に巻くマフラー。昭和33年に放送開始した『月光仮面』は白いマフラーを身につけていたが、昭和42年に開始した『仮面の忍者 赤影』、46年開始の『仮面ライダー』は赤いマフラーが強い印象を残した。

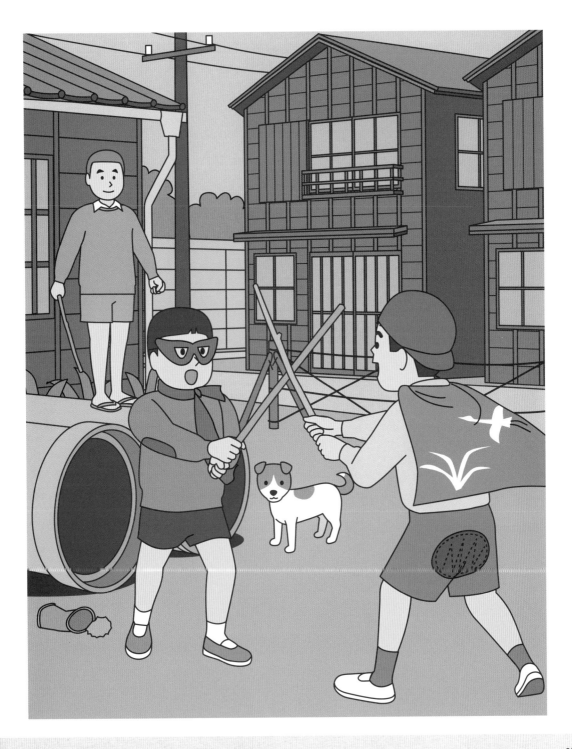

昭和レトロな間違い探し

初代新幹線

間違いの数**10**個

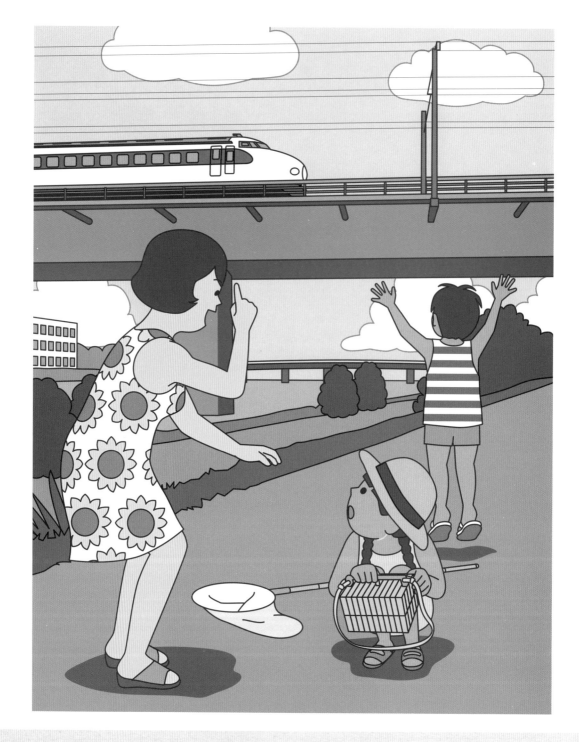

目標時間	目標時間内に 見つけた間違いの数	実測時間	最終的に 見つけた間違いの数
5分00秒	/10個	分　秒	/10個

MINI知識 昭和39年の東京オリンピックの時期に合わせて開業した東海道新幹線。それまでは特急を使っても6時間半かかった東京〜大阪間が、新幹線の登場で4時間まで短縮された。当時は最高時速210kmだったがその後新幹線はスピードアップを続け、今では最高時速270kmに。

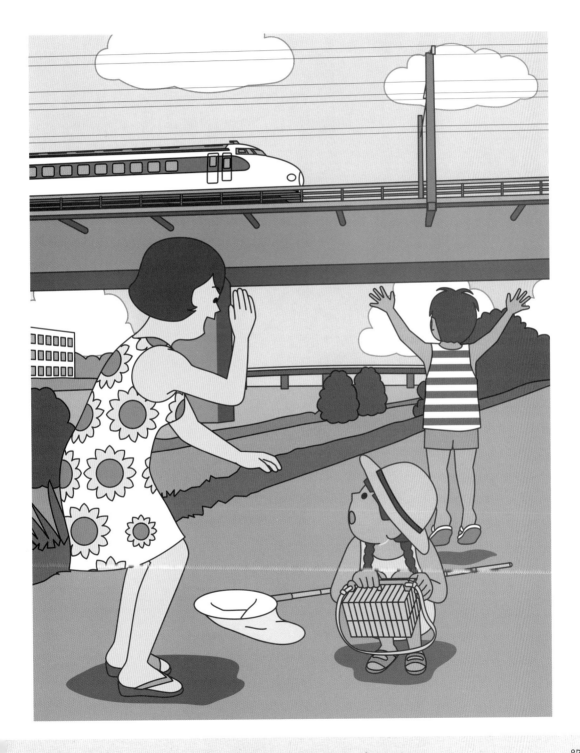

昭和レトロな間違い探し

オープンリール式テープレコーダー

間違いの数15個

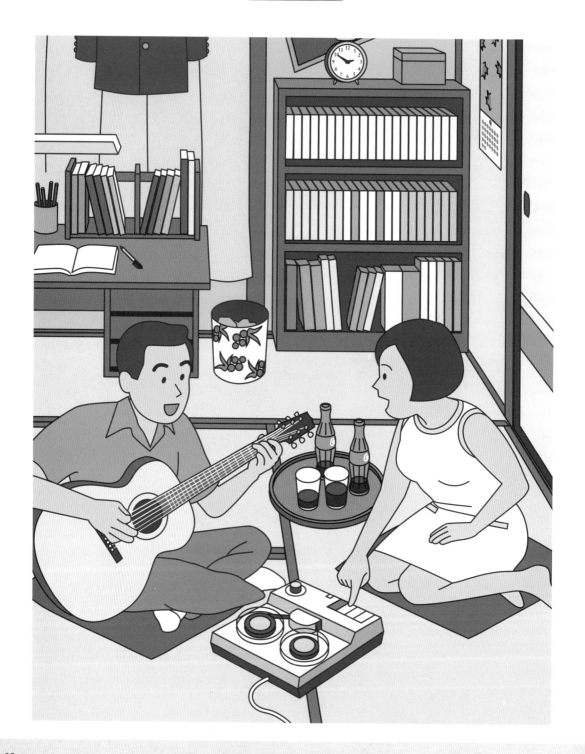

MINI知識 ナショナルが昭和38年に発売したテープレコーダー、マイソニック。オープンリール式にしては小さく、価格も1万円と当時としては安価。カセット式のテープレコーダーの普及が始まる直前ながらも、テープレコーダー市場を大きく広げたヒット商品となった。

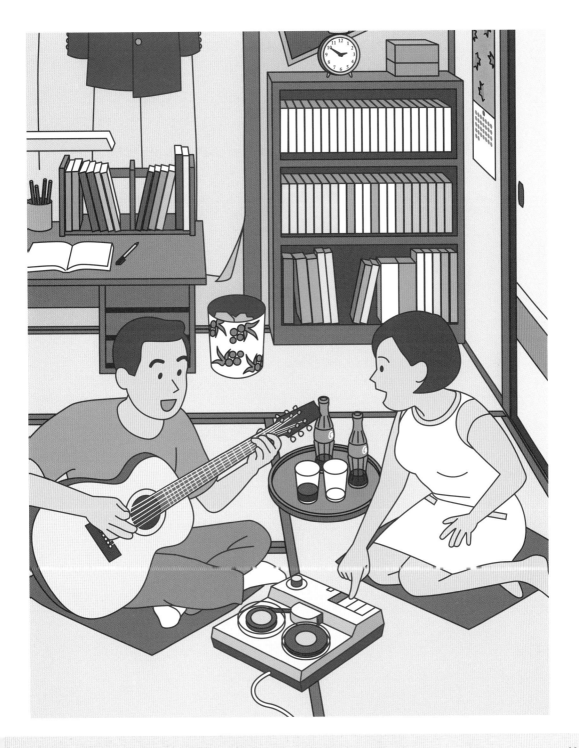

昭和レトロな間違い探し

年号	西暦	政治・社会など	暮らし・風俗など
昭和20年	1945	第二次世界大戦終戦	横綱双葉山引退 並木路子が歌う『リンゴの唄』が流行 大晦日に『紅白音楽試合』ラジオ放送
昭和21年	1946	天皇の「人間宣言」 日本国憲法が公布される 史上初の女性議員が誕生	輸入外国映画第1号『鉄腕ターザン』公開 宝塚歌劇団再開 マンガ『サザエさん』連載開始
昭和22年	1947	教育基本法・学校教育法・労働基準法が公布される	関東学生駅伝（東京～箱根）が復活 笠置シヅ子が歌う『東京ブギウギ』がヒット 手塚治虫がマンガ『新宝島』を発表
昭和23年	1948	東京裁判が結審される インドでガンジーが暗殺される	美空ひばり全国デビュー 前年刊行された太宰治の小説『斜陽』の影響で「斜陽族」が流行語に
昭和24年	1949	家庭裁判所発足 1ドル360円に 湯川秀樹がノーベル賞受賞	古橋広之進が競泳800メートル自由形で世界新記録を達成しフジヤマのトビウオと呼ばれる
昭和25年	1950	聖徳太子肖像の千円札が登場 朝鮮戦争勃発	ディズニー初のカラーアニメ『白雪姫』が公開される プロ野球初の日本選手権試合（日本シリーズ）が行われる
昭和26年	1951	岩倉具視肖像の5百円札登場 サンフランシスコ平和条約が調印され、日本は独立国としての主権を回復	黒澤明監督の映画『羅生門』がベニス国際映画コンクールでグランプリ受賞 時代劇映画が全盛、チャンバラブームが起きる
昭和27年	1952	羽田空港業務開始 破壊活動防止法（破防法）公布	黒澤明監督の映画『生きる』が公開 白井義男が日本初のボクシング世界チャンピオンに ラジオドラマ『君の名は』放送開始
昭和28年	1953	吉田茂首相「バカヤロー解散」で第5次吉田内閣成立	テレビ放送開始 映画『ひめゆりの塔』がヒット
昭和29年	1954	第五福竜丸がビキニ環礁で被災	映画『ゴジラ』／黒澤明監督の『七人の侍』公開 力道山のプロレスがテレビで放送される
昭和30年	1955	自由民主党と日本社会党の二大政党主導の「55年体制」が始まる 神武景気始まる	ジェームス・ディーン主演の『エデンの東』が公開 電気釜（自動炊飯器）が発売される
昭和31年	1956	売春防止法成立 日本とソ連の国交が回復 日本が国連に加盟する	「もはや"戦後"ではない」が流行語に 石原慎太郎の『太陽の季節』が芥川賞を受賞。映画化された際に、弟の裕次郎がデビューする
昭和32年	1957	100円硬貨が発行される ソ連が人工衛星の打ち上げに成功 茨城県東海村で原子力研究所設立	タバコの自動販売機登場 米ドラマ『名犬ラッシー』がテレビで放送されヒット ホッピングが流行
昭和33年	1958	関門トンネル開通 皇太子婚約	フラフープが大流行 長嶋茂雄が巨人軍に入団 チキンラーメンが発売される
昭和34年	1959	皇太子結婚パレード キューバ革命成功 岩戸景気の中「消費は美徳」といわれる	『週刊少年サンデー』と『週刊少年マガジン』が創刊

年号	西暦	政治・社会など	暮らし・風俗など
昭和35年	1960	日米安保条約が改訂される（新安保条約） 安保反対運動激化 社会党の浅沼稲次郎党首が暗殺される	ダッコちゃんが大ブームに 国産初のカラーテレビが発売
昭和36年	1961	ケネディが米国の大統領に就任 ソ連のガガーリンが史上初の宇宙飛行士に	コカコーラの市販が開始される 坂本九の『上を向いて歩こう』が大ヒット
昭和37年	1962	キューバ危機が起きる 義務教育学校での教科書無料配布開始	リポビタンDが発売開始 『おそ松くん』連載開始
昭和38年	1963	原子力潜水艦の日本への寄港が問題視される 米国のケネディ大統領が暗殺される	NHK大河ドラマ放送開始 初の国産テレビアニメ『鉄腕アトム』放送開始 「カギっ子」が流行語に
昭和39年	1964	新幹線・首都高速道路開通 東京オリンピック開催	テレビ人形劇『ひょっこりひょうたん島』放送開始 三波春夫の『東京五輪音頭』が大ヒット 『愛と死を見つめて』の書籍が、ラジオ・テレビドラマ、映画化され、主題歌も大ヒット
昭和40年	1965	アメリカ軍による北ベトナム爆撃開始 佐藤栄作が現職の首相として初めて沖縄を訪問	ベンチャーズが来日しエレキギターがブームに シンザンが史上初の五冠馬に
昭和41年	1966	全日空機が東京湾に墜落 建国記念の日・敬老の日・体育の日が新たに祝日に制定される	ビートルズ来日 加山雄三が歌う『君といつまでも』がヒット ソニーのカセットテープレコーダー発売
昭和42年	1967	四日市ぜんそくの患者9人が公害訴訟を起こす 吉田茂死去	ラジオ『オールナイトニッポン』が放送開始 自動車の保有台数が1000万台を突破する
昭和43年	1968	東大闘争始まる 円谷幸吉が自殺する 三億円事件が起きる メキシコシティーオリンピックでサッカー日本代表が銅メダル獲得	『少年ジャンプ』『ビッグコミック』など漫画雑誌が多数創刊される アニメ『巨人の星』が大ヒット ボンカレーが発売される
昭和44年	1969	連続射殺事件の犯人・永山則夫が逮捕される 東大安田講堂事件により東大の受験が中止に アポロ11号が月に着陸	『コント55号の裏番組をブッ飛ばせ！』が放送開始 ドリフターズの『8時だヨ！全員集合』が放送開始 映画『男はつらいよ』が公開
昭和45年	1970	三島由紀夫が市ヶ谷の自衛隊駐屯地にて割腹自殺 よど号ハイジャック事件	大阪万博開幕 第1回日本女子プロボウリング選手権で中山律子が優勝
昭和46年	1971	沖縄返還協定調印 中華人民共和国が国連に加盟、中華民国は国連から事実上追放される	『仮面ライダー』放送開始 映画会社の大映が倒産 テレビのカラー受信契約数が1000万を突破する
昭和47年	1972	田中角栄が内閣総理大臣就任 横井庄一がグアム島から帰国 あさま山荘事件 札幌オリンピック開催	パンダのランランとカンカンが中国から贈呈される
昭和48年	1973	ベトナム和平協定調印 第四次中東戦争が開戦、その影響でオイルショックが始まる	巨人V9達成。高校野球では江川が話題に ブルース・リー死亡、『燃えよドラゴン』公開 『ひらけ！ポンキッキ』が放送開始
昭和49年	1974	ウォーターゲート事件でニクソン米国大統領辞任 フォード大統領が現職として初めて来日する 小野田寛郎がフィリピンから帰国	セブン・イレブン第1号店が出店 全国でスプーン曲げが大ブーム 宝塚で『ベルサイユのばら』が上演、大ヒットに

年号	西暦	政治・社会など	暮らし・風俗など
昭和50年	1975	沖縄海洋博開催 ベトナム戦争終結 パリで第1回サミット開催	プロ野球で広島初優勝「赤ヘルフィーバー」 ザ・ピーナッツ引退 家庭用ビデオ機(ベータマックス)が登場
昭和51年	1976	ロッキード事件発覚。田中角栄前首相が逮捕される 三木首相が「はしゃぎすぎ」と自民党内で反発され 「三木おろし」で退陣	子門真人が歌う『およげ!たいやきくん』が大ヒット ピンクレディーがデビュー アントニオ猪木とモハメド・アリが異種格闘技戦
昭和52年	1977	大卒男子の平均初任給が10万円を超える 文部省が学習要項で「君が代」を国歌と明記	マンガ『サーキットの狼』が大ヒットし、スーパーカー ブームが起きる 王貞治がホームラン数の世界記録を更新
昭和53年	1978	成田空港開港 日中平和友好条約調印	キャンディーズ解散 東芝が世界初の日本語ワープロを発売 映画『スター・ウォーズ』が公開される
昭和54年	1979	イギリスでサッチャーが首相就任 ソ連のアフガニスタン侵攻	『機動戦士ガンダム』が放送開始 江川卓、空白の一日を経て巨人入団 ソニー、ヘッドフォンステレオ『ウォークマン』を販売
昭和55年	1980	電力とガスが大幅値上げ イラン・イラク戦争勃発 ジョン・レノンが殺害される	山口百恵引退 松田聖子デビュー 漫才ブームが起きる
昭和56年	1981	レーガン大統領が経済再建計画(レーガノミックス) を発表 スペースシャトル コロンビアが初の打ち上げ	黒柳徹子の『窓ぎわのトットちゃん』が400万部を超える大ヒット 千代の富士が横綱に昇進 テレビ『オレたちひょうきん族』が放送開始
昭和57年	1982	イスラエルがレバノン侵攻 フォークランド紛争勃発	ソニーとフィリップスが共同でCDを開発 娘の非行を描いた『積木くずし』が話題に
昭和58年	1983	アメリカ人初の女性宇宙飛行士を乗せたスペースシャトル「チャレンジャー」が打ち上げられる 大韓航空機撃墜事件	ドラマ『おしん』が放送開始 東京ディズニーランド開園 任天堂がファミリーコンピュータを発売
昭和59年	1984	グリコ・森永事件 新札登場。1万円札は福沢諭吉、5千円札は新渡戸稲造、千円札は夏目漱石に ロサンゼルスオリンピックで山下泰裕が柔道無差別級で金メダルを獲得	三浦和義のロス疑惑が話題に CMの影響でエリマキトカゲがブームに
昭和60年	1985	豊田商事会長刺殺事件 有毒ワイン騒動 日本電信電話公社が民営化されNTTに	阪神タイガースが初の日本一に マンガ『キン肉マン』のキャラクターグッズ「キン消し」が大ヒット
昭和61年	1986	スペースシャトルのチャレンジャー号爆発事故 土井たか子が日本社会党の委員長に就任 タイ航空機爆発事件	ゲーム『ドラゴンクエスト』が発売 富士写真フイルムが世界初のレンズ付フィルム 「写ルンです」を発売
昭和62年	1987	ニューヨーク株式市場が大暴落(ブラックマンデー) 国鉄が民営化されJRが誕生する	安田火災がゴッホの「ひまわり」を53億円で落札 俵万智の歌集『サラダ記念日』が大ヒット NTTが携帯電話サービス開始
昭和63年	1988	ソ連の「ペレストロイカ」が新語として話題に ソ連がアフガニスタンから撤退 リクルート事件発覚	東京ドームが開場 カラオケボックスが各地で登場 映画『となりのトトロ』『火垂るの墓』が同時上映
昭和64年 平成元年	1989	昭和天皇崩御	朝日麦酒が社名をアサヒビールに変更

答え
ANSWER

昭和の思い出 01

A 1 羽釜(はがま)

A 2 姉(あね)さんかぶり

A 3 おひつ

A 4 石臼

MINI知識 かまどでご飯を炊くのに欠かせないのが火加減の調節。「はじめチョロチョロ、中パッパ〜」というフレーズがある通り、時間に応じてかまどの火を強めたり弱めたりする必要がある。炊飯器のボタン一つですむ今と違い、炊飯はとても大変だったのだ。

昭和の思い出 02

A 1 やっこ凧

A 2 ゲイラカイト

A 3 角凧(かくだこ)

A 4 □=雲　△=天

MINI知識 昭和40年代後半に、「NASAの元技術者が開発した」というふれこみで日本に上陸したゲイラカイト。ロガロ翼という三角形の翼の形状に加えて、プラスチックのフレームとビニールの翼という軽い素材で作られたこの凧はものすごい勢いで空に上がっていった。

※人名の問題は苗字だけでも合っていれば正解とします。以下同様です。

答え

昭和の思い出 03

A 1 ベーゴマ

A 2 メンコ

A 3 雪駄(せった)

A 4 三角ベース

MINI知識 昭和30年代から40年代、高度経済成長を迎えつつあった日本では工業地域や住宅地が開発され、水道の整備をするために各地の空き地に資材として土管が置かれた。そして子供たちはそこを遊び場としたのだ。現代では土管はもちろん空き地自体も珍しくなった。

昭和の思い出 04

A 1 冷蔵箱（氷式冷蔵庫）

A 2 ハエ取りリボン

A 3 鰹節(かつおぶし)

A 4 カチューシャ

MINI知識 今では冷凍庫で氷を作るのが当たり前となっているが、電気冷蔵庫が普及する前は氷を使って冷蔵庫を冷やしていた。電気冷蔵庫が登場する昭和30年代までは活躍しており、当時はリヤカーに氷を積み、その場で冷蔵庫のサイズに氷を切って売る氷屋もいた。

昭和の思い出 05

A 1 アコースティックギター
（クラシックギター、フォークギター）

A 2 バンダナ

A 3 エンゼル ［フィッシュ］

A 4 ①四畳半フォーク

MINI知識 昭和40年代にカセット式のものが登場し大幅に安価となったテープレコーダー。それを使ってラジオやテレビの音声を録音する「エアチェック」が流行した。しかしマイクは生活音なども拾ってしまうため、録音の際は変な音声が入らないよう細心の注意が必要だった。

昭和の思い出 06

A 1 トンボメガネ

A 2 ベルボトム（ラッパズボン）

A 3 ロンドンブーツ

A 4 とまらない

MINI知識 日本のヒッピー文化の中心となっていたのが新宿の喫茶店風月堂。昭和21年に開店し、豊富なレコードを持ち数々の名曲を流す喫茶店として知られていたが、昭和40年代に入るとヒッピーやフーテンが集まるようになり、それまでの常連が敬遠し始め、昭和48年には閉店することに。

昭和の思い出 07

A 1 ファミリーコンピュータ（ファミコン）

A 2 任天堂

A 3 ルービックキューブ

A 4 スーパーマリオブラザーズ

MINI 知識 ファミコンといえば任天堂……と思われるが、実は昭和58年のファミリーコンピュータの発売以前の昭和54年に、シャープがファミコンという名のオーブンレンジを発売していた。そのためファミコンという商標も当初はシャープが持っていたが後に任天堂が買収した。

昭和の思い出 08

A 1 獅子頭（ししがしら）

A 2 法被（はっぴ）

A 3 子守半纏（こもりはんてん）（ねんねこ半纏）

A 4 ②はやし方（囃子方）

MINI 知識 飛鳥時代には既に日本に伝わってきたとされる獅子舞。獅子舞には「人の頭を噛むと、その人についた邪気を食べる」という言い伝えがある。また「噛みつく」には「神が付く」という語呂合わせもあり、獅子舞に頭を噛んでもらうのは大変縁起がいいことなのだ。

昭和の思い出 09

A 1 お屠蘇（とそ）

A 2 火鉢

A 3 お団子

A 4 雑煮

MINI 知識 おせち料理には意味のあるものが多い。栗きんとんは勝ち栗といって昔から縁起が良いとされており、数の子には子宝と子孫繁栄、黒豆には「まめに働く」という思いが込められ、伊達巻は書物の巻物に似ていることから、知識や文化の発達を願う意味が込められている。

昭和の思い出 10

A 1 1月15日

A 2 正月飾り（門松やしめ縄）

A 3 正ちゃん帽

A 4 餅

MINI 知識 松の内まで飾っていた松飾りやしめ縄などを焼く、どんど焼き。正月飾りを目印に家に来てくれた年神様を正月飾りを燃やした煙とともに見送るという意味もある。平安時代に正月飾りなどをお焚き上げする宮中行事「左義長」が庶民に伝わったのが由来だと考えられている。

答え

昭和の思い出 11

A 1 ウルトラマン

A 2 黄金バット

A 3 りんご飴

A 4 角帯

MINI 知識 縁日でお面を売るのは江戸時代の茶番狂言に使う目の周辺だけ隠す目蔓売り（めかづら）が発展したもの。昔は定番だったのに現代では見かけない売り物もある。たとえばスプレーで着色されたカラーヒヨコは、動物愛護の概念が浸透した現代では縁日から姿を消している。

昭和の思い出 12

A 1 手水（ちょうず）［鉢］

A 2 置き薬

A 3 紙風船

A 4 ②越中

MINI 知識 あらかじめ薬を預けておき、後から使った分だけの代金を受け取る置き薬のシステム。これは「先用後利」と呼ばれるもので、いつどんな薬が必要になるかわからない薬ならではの販売方法。「富山の薬売り」という言葉で有名な富山（越中）の商人が江戸時代に始めたと言われる。

昭和の思い出 13

A 1 アドバルーン

A 2 カンカン帽

A 3 ③ミニ飛行機（エアプレーン）

A 4 ②東武鉄道

MINI 知識 昭和30年代にはよく見かけられたデパートの屋上遊園地。しかし昭和40年代にはデパートの火災が相次ぎ消防法が改正され、屋上の半分を避難区域として確保しなくてはならなくなった。またデパート自体の客数の減少もあり、屋上遊園地という文化は衰退していく。

昭和の思い出 14

A 1 お手玉

A 2 いろはカルタ

A 3 C＝②おかっぱ
D＝①三つ編み

MINI 知識 中身によって重さや触った時の感触が大きく変わるお手玉。近年はペレットやビーズなどが使われることも多いが、昔から人気の中身といえばやはり小豆。しかしそのまま入れると虫がわきやすいので、一度熱湯に通しその後しっかり天日干しして乾かしてから使うとよい。

昭和の思い出 15

A 1 せいろ

A 2 B＝臼
C＝杵

A 3 ござ

MINI 知識 もち米の特徴はデンプンの成分のほとんどがアミロペクチンであり、調理時に強い粘性を生じるということ。その特徴を活かして、お餅にすることはもちろん、赤飯やおこわを作ったり、白玉粉などに加工してあられや団子など菓子の材料にされたりするのが一般的。

昭和の思い出 16

A 1 坂井義則

A 2 ブルーインパルス

A 3 ギリシャ

A 4 ①クーベルタン男爵

MINI 知識 昭和39年の東京オリンピック、聖火リレーの最終ランナー坂井義則は広島出身で原爆が投下された日に生まれている。日本で行われる平和の祭典としてふさわしい人選だった。だが陸上の強化選手に指名されたものの代表選考会で敗退した坂井にとっては予想外での参加だったという。

昭和の思い出 17

A 1 ソビエト連邦（ソ連）

A 2 回転レシーブ

A 3 東洋の魔女

A 4 ③鬼

MINI 知識 女子バレー代表のニックネームである「東洋の魔女」。これは昭和36年に欧州遠征で24連勝を記録したときについたもの。メンバーの多くは昭和37年の世界選手権で優勝し、引退する予定だったが、東京五輪で女子バレーが正式種目になったことで競技を続けた。

昭和の思い出 18

A 1 ポール・マッカートニー

A 2 ［ジョン・］レノン
［ジョージ・］ハリスン

A 3 リンゴ・スター

A 4 ③レット・イット・ビー

MINI 知識 昭和41年のビートルズ来日。前座にはドリフターズや、尾藤イサオ、内田裕也、ジャッキー吉川とブルーコメッツなど様々なミュージシャンが登場した。前座の演奏時間は1時間ほどだったが、肝心のビートルズの演奏は40分ほどで少々物足りなかったかも。

昭和の思い出 19

A 1 釜本邦茂

A 2 杉山隆一

A 3 メキシコ

A 4 ③ハンガリー

MINI知識 昭和43年のメキシコシティーオリンピックでサッカー日本代表は開催国のメキシコ代表と3位決定戦に出場。前半で2点を決めた日本に対し、メキシコは後半早々のPKを外すなど不甲斐ない場面が続き、終盤はホームの観客が「ハポン（日本）！」コールを唱えていた。

昭和の思い出 20

A 1 ［バズ・］オルドリン

A 2 ［ニール・］アームストロング

A 3 ③イーグル

A 4 静かの海

MINI知識 昭和44年の7月21日に人類初の月面着陸を果たしたアポロ11号。それから1か月もたぬ8月7日に発売されたのが明治のチョコレート『アポロ』。あの円錐の形は月を周回した司令船がモデルだが、実は名前の商標登録自体は昭和41年に行われており、ギリシャ神話が由来とされる。

昭和の思い出 21

A 1 太陽の塔

A 2 チューリップハット

A 3 ホステス

A 4 ①日本万国博覧会

MINI知識 約半年の開催期間に6400万人もの入場客が訪れた昭和45年の大阪万博。「月の石」を展示したアメリカ館が話題を呼んだ。そのアメリカと人気を二分したのがソ連館。科学技術展示として宇宙開発の展示を充実させており、こんなところにも米ソの宇宙開発競争の影響が。

昭和の思い出 22

A 1 岡本太郎

A 2 シェー

A 3 ベレー帽

A 4 ②世界の国からこんにちは

MINI知識 大阪万博の入場者6400万人は万博では当時1位で、現在でも歴代2位となっている。そのため、人数でも様々な記録が残っている。開催期間中に保護された迷子の数は4万人を超えており、拾得物は5万4000件、届けられた拾得金は約5000万円に及ぶ。

昭和の思い出 23

A **1** 笠谷幸生

A **2** 日の丸飛行隊

A **3** 70m

A **4** ②宮ノ森

MINI知識 スキージャンプの日本代表が日の丸飛行隊と呼ばれたのは昭和47年の札幌オリンピックで笠谷幸生、金野昭次、青地清二の3名が70mジャンプで表彰台を独占したのが始まり。冬季オリンピックで日本勢が表彰台を独占したのはこの時だけだから現在でも快挙である。

昭和の思い出 24

A **1** 横井庄一

A **2** ①グアム島

A **3** 小野田寛郎

A **4** ②フィリピン

MINI知識 横井庄一が日本に帰還したのは昭和47年。小野田寛郎が帰還したのは昭和49年。横井の日本の土を踏んでからの第一声「恥ずかしながら帰って参りました」はその年の流行語にもなった。小野田は救出時に凛々しく敬礼をする姿が多くの人々の印象に残った。

昭和の思い出 25

A **1** マリー・アントワネット

A **2** オスカル

A **3** フェルゼン

A **4** 池田理代子

MINI知識 テレビに押され、人気が落ち始めていた宝塚歌劇団。その窮地を吹き飛ばしたのがマンガ『ベルサイユのばら』の舞台化。当時マンガを原作にした舞台はなく公演までに紆余曲折はあったが昭和49年の初演から大ヒット。現在でも再演が行われる不朽の人気作となっている。

昭和の思い出 26

A **1** ③アクアポリス

A **2** ホバークラフト

A **3** パナマ帽

A **4** 美ら海水族館

MINI知識 沖縄の日本返還を記念して昭和50年に開催された沖縄海洋博。入場者数450万人を目標にしていたが最終的な入場者数は約349万人にとどまり、会場内でグッズが安値で売られたりもしたが、最終的な収支は黒字となった。跡地は海洋博公園となっている。

答え

昭和の思い出 27

A1 ③堀内恒夫

A2 リリーフカー

A3 後楽園球場
（後楽園スタヂアム）

A4 ②756号

MINI知識 王貞治が大リーグのハンク・アーロンの記録を超える通算756号のホームランを放ったのが、昭和52年9月3日のヤクルト戦。普段は打たれたピッチャーのことを思ってか、ガッツポーズなどをすることはない王だが、この世界記録を達成した瞬間は万歳をして歓喜の表情を見せた。

昭和の思い出 28

A1 山下泰裕

A2 エジプト

A3 無差別級

A4 ②東海大学

MINI知識 昭和59年のロサンゼルスオリンピック、柔道日本代表の山下は二回戦で右足の肉離れというアクシデントに見舞われる。投げでの勝利が厳しい状況で山下は寝技に持ち込むことを意識して勝負に挑み、見事横四方固めで一本勝ち。日本に金メダルを持ち帰った。

昭和の思い出 29

A1 ダッコ［ちゃん］

A2 リカ［ちゃん］

A3 G.I. ジョー

A4 サンダーバード

MINI知識 昭和35年にダッコちゃんを製作し大ヒットさせた宝ビニール工業所。その後会社名をタカラに変えて昭和42年にはダッコちゃんから続くビニール加工のノウハウをいかし、女の子向けの人形「リカちゃん」を発売。現在でも女の子たちに愛される大ヒット商品となった。

昭和の思い出 30

A1 エリマキトカゲ

A2 ウーパールーパー

A3 シー［モンキー］

A4 レオポン

MINI知識 昭和59年、三菱自動車のミラージュのCMに登場して一気に人気者になったエリマキトカゲ。しかし、当時は動物園で飼育されておらず、実物を見た人はほとんどいなかった。翌年のつくば万博に誘致しようという声も上がったが、ブームはその年のうちに収束した。

昭和の思い出 31

A **1** ［およげ!］**たいやきくん**

A **2** **黒猫**［のタンゴ］

A **3** **白い蝶**［のサンバ］

A **4** ［白い］**ブランコ**

MINI知識 昭和44年、イタリアの童謡だった黒猫のタンゴを当時6歳だった皆川おさむがカバーし、オリコンで14週連続1位となる大ヒット曲となった。このヒットをきっかけに子供歌手のデビューが相次ぎ、子供歌手ブームが訪れる。中には「ドラネコのゴーゴー」というパロディ曲も。

昭和の思い出 32

A **1** **おはじき**

A **2** **ホッピング**

A **3** **フラフープ**

A **4** **あやとり**

MINI知識 昭和30年頃に輸入されブームになったホッピング。しかしやりすぎると胃下垂になるという噂が流れブームは終焉。また昭和33年にはフラフープがブームになるもこちらも腸ねん転になると言われブームは終わる。どちらも科学的根拠はなく、海外の玩具への偏見かもしれない。

昭和の思い出 33

A **1** **日の丸弁当**

A **2** ［峠の］**釜めし**

A **3** **幕の内弁当**

A **4** **松花堂弁当**

MINI知識 江戸時代に芝居の休憩時間である幕間に食べる弁当が由来とされているのが幕の内弁当。一方で松花堂弁当は、江戸時代の学僧・松花堂昭乗が名前の由来。十字で仕切った四角い箱に盛りつけられているのが特徴で、幕の内弁当に比べ、高級感が漂う弁当だ。

昭和の思い出 34

A **1** **長嶋**［茂雄］

A **2** **高見**［山］

A **3** **中山**［律子］

A **4** **力道**［山］

MINI知識 初めての外国人力士となった高見山。当初は外国人という物珍しさばかりで注目されていたが、幕内での優勝も経験し関脇にまで昇進した。テレビのCMでも引っ張りだこで、週刊誌『サンデー毎日』の企画「CM場所番付」で、昭和52年～53年には唯一の「横綱」に選ばれている。

答え

昭和の思い出 35

A 1 一本足 [打法]

A 2 千代の富士

A 3 [アントン・] ヘーシンク

A 4 背面 [跳び]

MINI知識 世界のホームラン王・王貞治。実は高校時代のポジションは投手であり、春の選抜大会でも優勝している。しかしプロ入り後は投手としては評価されず打者の才能を見出され野手に転向。4年目に一本足打法に開眼してからは怒涛の勢いでタイトルを取っていった。

昭和の思い出 36

A 1 二眼レフカメラ

A 2 一眼レフカメラ

A 3 ポラロイドカメラ（インスタントカメラ）

A 4 写ルンです（使いきりカメラ）

MINI知識 4は使いきりカメラと呼ばれることも多いが、正式な名称は「レンズ付きフィルム」。富士フイルムは一時期写ルンです専用の新しいフィルムを作ったが、そのフィルムが高性能だったため、プロのカメラマンが写ルンですを分解し装填されていたフィルムだけ回収して使ったとも。

昭和の思い出 37

A 1 ラジオ

A 2 カセットテープレコーダー

A 3 オープンリールテープレコーダー

A 4 8トラックテープ（ハチトラ）

MINI知識 昭和40年にフィリップスが特許を無償公開したコンパクトカセット。扱いの難しかったオープンリール式に比べテープも再生機も小さくなり猛スピードで一般に普及していった。再生だけでなく録音もできたためラジオで好きな曲が流れた時に急いで録音するという場面も。

昭和の思い出 38

A 1 あたり前田 [のクラッカー]

A 2 ママ [の味]

A 3 [カステラ一番、] 電話は二番

A 4 初恋 [の味]

MINI知識 「カステラ一番、電話は二番〜」でおなじみの文明堂のCM。この「電話は二番」というのは、電話交換手が活躍していた時代に、各地域の電話番号の「二番」を買い揃えていたことが由来。かつては交換手に「二番」と言うだけで、実際に文明堂に電話がつながったのだ。

昭和の思い出 39

A **1** 男はつらいよ

A **2** 南極物語

A **3** 子猫物語

A **4** ビルマの竪琴

MINI 知識 昭和58年にフジテレビが企画・製作した『南極物語』。興行収入61億円の大ヒットとなった本作は黒澤明の『影武者』の記録を塗り替え、当時の日本映画で歴代興行収入1位となった。この後フジテレビは『ビルマの竪琴』や『子猫物語』など次々と話題作を世に送り出す。

昭和の思い出 40

A **1** 七人の侍

A **2** 用心棒

A **3** 生きる

A **4** 蜘蛛巣城

MINI 知識 とことん映像作りにこだわる黒澤明。『七人の侍』では土砂降りの雨の中での決戦を撮影する際にはっきり雨が映るよう雨に墨汁を混ぜ、また『蜘蛛巣城』のラストで三船敏郎に無数の矢が射かけられる場面では実際の矢を使うなど、様々な演出方法に挑戦している。

昭和の思い出 41

A **1** ボンタン

A **2** 短ラン

A **3** リーゼント

A **4** パンチパーマ

MINI 知識 昭和40年代にはツッパリと呼ばれていた不良少年たち。関西方面では、難波の「アメリカ村」で服を買っていた不良少年たちがヤンキーと呼ばれており、昭和58年に嘉門達夫の「ヤンキーの兄ちゃんのうた」がヒットしたことでヤンキーという呼び名が全国に定着していく。

昭和の思い出 42

A **1** 東京タワー

A **2** ［大阪の］通天閣

A **3** ［名古屋］テレビ塔

A **4** ［横浜］マリンタワー

MINI 知識 大阪の名物、通天閣。明治45年に建設され、一度は火災により解体されたが、市民の要請を受けて昭和31年に再建され、初代より39m高い103mの高さとなった。一方東京タワーが竣工されたのは昭和33年。関東と関西の二つのタワーはほぼ同じ時期に建てられたのだ。

答え

昭和の思い出 43

A 1 ［日本］**武道館**

A 2 **（国立）代々木** ［競技場］

A 3 **日本** ［劇場］

A 4 ［三愛］**ドリームセンター**

MINI 知識 日本武道館も代々木競技場も建設されたのは昭和39年。どちらも東京オリンピックの開催に合わせて作られた。法隆寺夢殿をモデルにした八角形の日本武道館に対し、ユニークなデザインの代々木競技場は、建築家丹下健三の代表作として国内外で高く評価されている。

昭和の思い出 44

A 1 **スカイライン（ハコスカ）**

A 2 **スバル 360**

A 3 **シビック**

A 4 **コスモスポーツ**

MINI 知識 昭和の時代には愛称がつく車も多かった。昭和33年に登場したスバル360は小さな丸っこいフォルムから「てんとう虫」という愛称がつき、国民車として愛された。昭和43年に登場した日産・スカイラインのC10型は四角い箱のようなフォルムから「ハコスカ」という愛称が一般的に。

昭和の思い出 45

A 1 **コアラ**

A 2 **コリー**

A 3 **アライグマ**

A 4 **なめ猫**

MINI 知識 何度もドラマ化や映画化して日本でもおなじみの『名犬ラッシー』。ラッシーの影響でコリー犬は世界中で愛される犬種に。昭和52年に放送された『あらいぐまラスカル』は作品自体はヒットしたが、気性の荒いアライグマがペットとして定着することはなかった。

昭和の思い出 46

A 1 ［ナボナはお菓子の］**ホームラン王**

A 2 **ゾウが踏んでも** ［壊れないアーム筆入れ］

A 3 **男は黙って** ［サッポロビール］

A 4 **大きいことは** ［いいことだ］

MINI 知識 昭和42年に放映され「ゾウが踏んでも壊れない」というCMが話題になったアーム筆入れ。当時は秘密基地ブームの影響もあり様々な機能が筆入れについていた中で、頑丈でシンプルなデザインのアーム筆入れはCMのインパクトもあって、サンスター文具のヒット商品に。

昭和の思い出 47

A 1 オロナミンC

A 2 ボンカレー

A 3 アース渦巻

A 4 仁丹

MINI知識 金属製のため長持ちするホーロー看板。昭和の時代はメジャーな広告媒体として、広く普及していた。オロナミンCの看板に使われている大村崑はテレビCMにも出演しており、大阪万博のときは気球に乗って「オロナミンCを飲んで万国博へ行こう！」というCMのバージョンもあった。

昭和の思い出 48

A 1 ［中三トリオの］**山口百恵**

A 2 ［中三トリオの］**森昌子**

A 3 ［中三トリオの］**桜田淳子**

A 4 ピンクレディー

MINI知識 昭和46年から放送されていたテレビ番組『スター誕生！』。視聴者参加型の歌合戦番組で、昭和48年には森昌子、桜田淳子、山口百恵の同世代の3人がプロデビューし、花の中三トリオと呼ばれて、全員が10代で紅白歌合戦に出場するなど華々しい活躍を見せた。

昭和の思い出 49

A デジタル時計

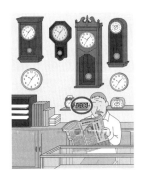

MINI知識 白熱電球やネオン管を利用したデジタル時計は古くからあったが、液晶型でさらに6桁まで表示されるデジタル時計は、昭和48年のセイコーの腕時計が登場するまで存在しなかった。新聞の見出しの三億円事件が起きた昭和43年には存在しなかった。

昭和の思い出 50

A テレビがカラー

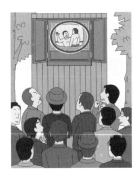

MINI知識 テレビのカラー放送が開始されたのは昭和35年から。カラー放送が始まったといっても、まだほとんどの番組は白黒で作られ、カラーテレビも高くなかなか普及しなかったが、昭和39年の東京オリンピックを契機にカラーの番組が多く作られカラーテレビも普及していく。昭和28年の街頭テレビは白黒だった。

答え

昭和の思い出 51

A ソフトバンクホークスのロゴの帽子

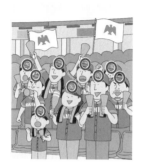

MINI知識 戦前に設立されたプロ野球の南海軍は昭和22年に球団名を南海ホークスに改称。大阪スタヂアムを本拠地とし、12回も優勝を経験する名門チームだったが、昭和52年に野村克也選手兼任監督が退団すると毎年Bクラスが指定席に。昭和63年に球団はダイエーに売却され、本拠地も福岡市に移転することになった。

昭和の思い出 52

A 携帯電話

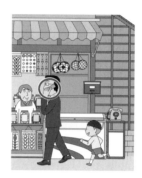

MINI知識 NTTが携帯電話サービスを開始したのは昭和62年から。しかし、実際に普及するようになったのは平成に入り電話機がレンタルではなく個人で購入できるようになってから。店頭に置かれているのは昭和34年に登場した初期型のダイヤル式ピンク電話。昭和47年にはレンタルが終了している。

昭和の思い出 53

A ワイヤレスイヤフォン

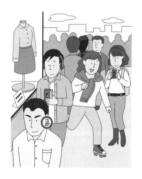

MINI知識 昭和54年にソニーから発売されたウォークマン。外で音楽が聴けるというのは画期的だったものの、実は当初は録音機能のないテープレコーダーは売れないと思われていた。一方でワイヤレスイヤフォンが本格的に普及し始めたのはアップルがAirPodsを発売した平成28年頃から。Bluetooth技術の発達により、無線でも高音質で音楽を楽しめるようになった。

昭和の思い出 54

A ICカードを見せている人

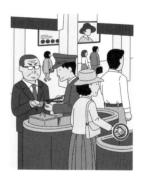

MINI知識 自動改札機自体は昭和40年代から一部の駅で導入されていたが、一般に普及し始めるのは昭和62年にJR東日本が導入してから。それまでは各駅の改札で駅員が改札鋏で切符を切るのが当たり前だった。SuicaをはじめとするICカード式の乗車券が登場したのは平成13年から。

昭和の思い出 55

A 500mlのペットボトル

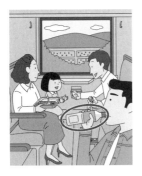

MINI 知識 ペットボトル飲料自体は昭和57年には登場していたが、ごみの散乱に対する懸念から飲料業界では平成8年まで1ℓ以下のペットボトルは使用が自粛されていた。それ以前の駅弁のお供のお茶といえばポリ茶瓶が一般的で、ふたの部分をコップにしてお茶を飲むのが旅の定番。

昭和の思い出 56

A スノーボーダー

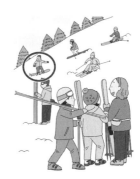

MINI 知識 戦後のスキーブームは高度成長期の昭和36年から。バブル景気や昭和62年の映画『私をスキーに連れてって』のヒットにより、再びブームになった。スキーが定着しすぎたためにスノーボードはなかなか普及せず、スノーボードがスキー場で普通に見られるようになったのは平成に入ってから。

昭和の思い出 57

A スマートフォン

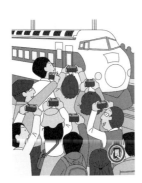

MINI 知識 モスラのような丸っこい形状が印象的だった0系新幹線。運行開始したのは昭和39年なので、この年には当然スマートフォンは存在していない。日本で「iPhone」が発売されたのは平成20年のことになる。

昭和の思い出 58

A コスモ星丸

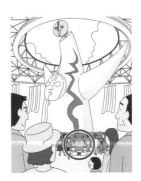

MINI 知識 昭和45年に開かれた大阪万博。総入場者数6400万人にもなった一大イベントとなった。その後、昭和60年につくば万博が開かれたが、こちらは最新の科学技術の発表がメイン。コスモ星丸はつくば万博のマスコットキャラなので、当然大阪万博会場にいることはない。

答え

昭和の思い出 59

A 東京タワー

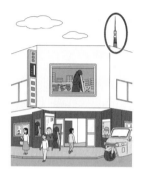

MINI知識 初代『ゴジラ』が公開されたのは昭和29年。一方で東京タワーが竣工されたのは昭和33年。だから『ゴジラ』公開時には東京タワーは存在していない。ちなみに昭和36年に公開された『モスラ』では、モスラの幼虫が東京タワーに繭を作って破壊している。

昭和の思い出 60

A デジタルカメラ

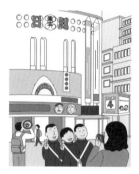

MINI知識 デジタルカメラが世界で初めて販売されたのは平成2年。平成7年にカシオから発売された「QV-10」は液晶パネルを搭載しており、撮影した写真をその場で確認できるようになった。一方でこのイラストにある有楽町の日本劇場は昭和56年には解体されて跡地には有楽町マリオンが建てられた。

昭和の思い出 61

A コードレス掃除機

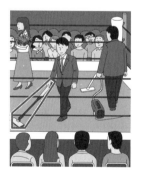

MINI知識 コードが付いた三菱の掃除機がリング上を掃除した日本テレビのプロレス中継。一方世界で初めて電気掃除機を開発した、100年以上の歴史を持つ老舗エレクトロラックスが、これも世界で初めてのコードレス掃除機エルゴラピードを販売したのは平成16年のこと。

昭和の思い出 62

A 省エネルック（半袖スーツ）

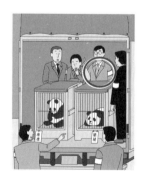

MINI知識 パンダのカンカンとランランが中国からやってきたのは昭和47年。一方で、大平正芳首相が半袖スーツの省エネルックを提案したのは昭和54年に起きた第二次オイルショックの時期。2頭のパンダは大ブームになったが、省エネルックはほとんど普及せずに消えていった。

昭和の思い出 **63**

A 若葉マーク

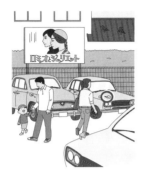

MINI知識　オリヴィア・ハッセーが主演の映画『ロミオとジュリエット』が公開されたのは昭和43年。一方で車につける初心者用の標識の若葉マークが登場したのは昭和47年から。また高齢者用の標識、もみじマークは平成9年に登場したが今は四葉の形にデザインが変わっている。

昭和の思い出 **64**

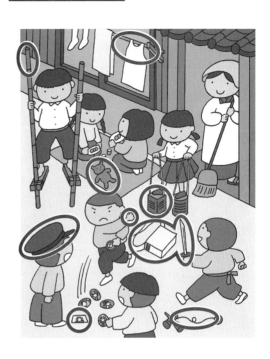

昭和の思い出 **65**

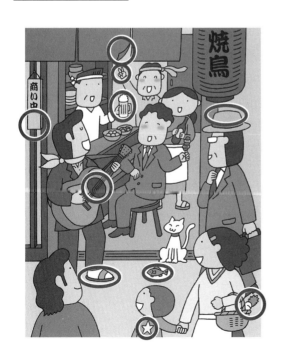

昭和の思い出 **66**

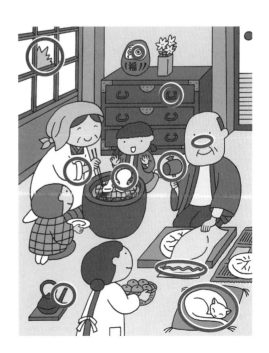

答え

昭和の思い出 67

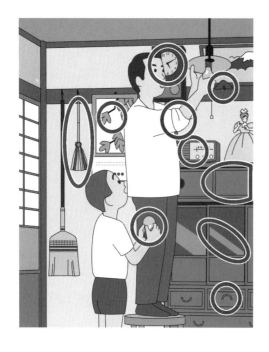

昭和の思い出 68

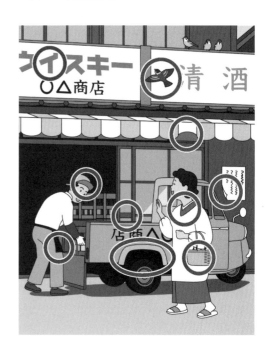

昭和の思い出 69

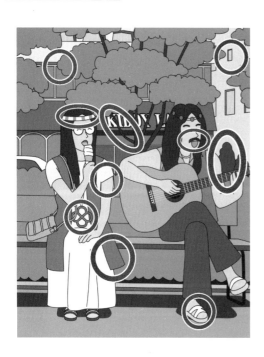

昭和の思い出 70

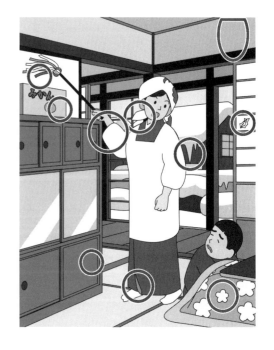

昭和の思い出 **71**

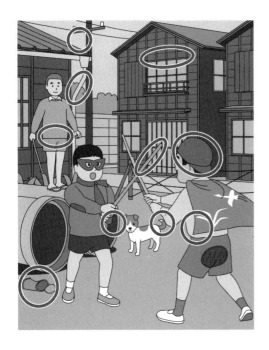

昭和の思い出 **72**

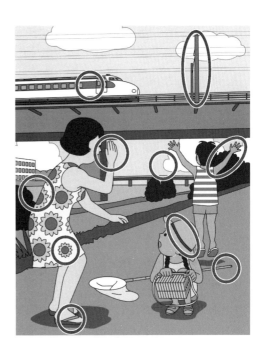

昭和の思い出 **73**

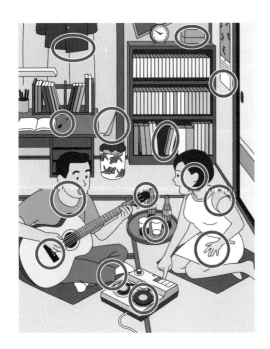

イラスト作成

植本 勇 P7〜34／P76〜89

タナカユリ P70〜75

三咲ロぷく P35〜54

有限会社 熊アート P55〜69

協力 てらこヘリテージ株式会社
デザイン 門田耕侍
編集 有限会社マイストリート（高見澤秀）
DTP 株式会社プレスメディア

「懐かしい!」が脳を若返らせる
昭和レトロ思い出しイラストクイズ
（「なつかしい!」がのうをわかがえらせる
しょうわれとろおもいだしいらすとくいず）

2022年7月8日　第1刷発行

監　　修　太城敬良
発 行 人　蓮見清一
発 行 所　株式会社 宝島社
　　　　　〒102-8388 東京都千代田区一番町25番地
　　　　　電話：営業 03（3234）4621
　　　　　　　　編集 03（3239）0599
　　　　　https://tkj.jp

印刷・製本　株式会社 光邦